Die ersten Ärztinnen in Europa und Amerika und
der frühe Feminismus (1850–1900)

Marcel H. Bickel

Die ersten Ärztinnen in Europa und Amerika und der frühe Feminismus (1850–1900)

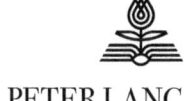

PETER LANG
Bern · Bruxelles · Frankfurt am Main · New York · Oxford · Warszawa · Wien

Bibliografische Information Der Deutschen Nationalbibliothek
Die Deutsche Nationalbibliothek verzeichnet diese Publikation in der Deutschen
Nationalbibliografie; detaillierte bibliografische Daten sind im Internet über
‹http://dnb.d-nb.de› abrufbar.

ISBN 978-3-0343-2584-4 pb.
ISBN 978-3-0343-2585-1 eBook
ISBN 978-3-0343-2586-8 EPUB
ISBN 978-3-0343-2587-5 MOBI

© Peter Lang AG, Internationaler Verlag der Wissenschaften, Bern 2017
Wabernstrasse 40, CH-3007 Bern, Schweiz
info@peterlang.com, www.peterlang.com

Alle Rechte vorbehalten.
Das Werk einschliesslich aller seiner Teile ist urheberrechtlich geschützt.
Jede Verwertung ausserhalb der engen Grenzen des Urheberrechtsgesetzes
ist ohne Zustimmung des Verlages unzulässig und strafbar. Das gilt insbesondere
für Vervielfältigungen, Übersetzungen, Mikroverfilmungen und die Einspeicherung
und Verarbeitung in elektronischen Systemen.

*Zu lehren aber gestatte ich einer Frau nicht, auch nicht, sich
über den Mann zu erheben, sondern sich still zu verhalten*
1. Tim. 2,12

L'esprit n'a point de sexe.
François Poullain de la Barre, 1673

*Humanity is divided into three classes, men, women,
and women physicians.*
William Osler

Inhaltsverzeichnis

Vorwort 9

1. Anfänge des Medizinstudiums von Frauen
   im 19. Jahrhundert 11
   1.1 Einleitung 11
   1.2 Zur Ausgangslage 13
       1.2.1 Vorgeschichte 13
       1.2.2 Die Lage der Frau im 19. Jahrhundert 14
   1.3 Anfänge des Frauenstudiums 16
       1.3.1 USA 16
       1.3.2 Russland 22
       1.3.3 Schweiz und Frankreich 26
       1.3.4 Grossbritannien 32
       1.3.5 Deutschland und die Reaktion 36
   1.4 Vergleichende Betrachtungen 45

2. Feminismus und Frauenrechtsbewegungen
   in Amerika und Europa 53
   2.1 Feminismus 53
   2.2 Frauenrechtsbewegungen 65
       2.2.1 USA 66
       2.2.2 Grossbritannien 71
       2.2.3 Frankreich 76
       2.2.4 Deutschland 78
       2.2.5 Russland 82
   2.3 Vergleichende Betrachtungen 85

3. Pionierinnen des Medizinstudiums und der Feminismus . 89
   3.1 Begründung der Auswahl 89
       3.1.1 Elizabeth Blackwell (USA, GB) 91
       3.1.2 Emily Blackwell (USA) 102
       3.1.3 Marie Zakrzewska (D/USA) 105

    3.1.4   Elizabeth Garrett Anderson (GB) 111
    3.1.5   Sophia Jex-Blake (GB) 115
    3.1.6   Mary Putnam Jacobi (USA) 119
    3.1.7   Nadeschda Suslowa (R) 123
    3.1.8   Franziska Tiburtius (D) 126
    3.1.9   Marie Vögtlin (CH) 131
    3.1.10 Susan Dimock (USA) 135
    3.2 Schlussfolgerungen für die erste Generation
         von Ärztinnen 139

Summary 151
    1. Women's Entry into Medicine 151
    2. Phase I Feminism (19th century) 153
    3. Pioneer Female Physicians and Feminism 154

Literatur 157

Namensregister 171

Vorwort

Bis in die Mitte des 19. Jahrhunderts gab es keine Ärztinnen im heutigen Sinn. Der Arzt war ein Mann, die akademische Medizin eine Angelegenheit von Männern. Dies wurde durchaus als selbstverständlich betrachtet, da der Frau eine andere Rolle zugeschrieben war. Die ersten Frauen, die sich in den Jahren nach 1850 ein Medizinstudium erkämpften und sich in die Praxis der Medizin wagten, bildeten daher eine Sensation – bestaunt, bewundert oder bekämpft.

Ziel der vorliegenden Studie ist es, diesen Eintritt der Frauen in die Medizin nachzuzeichnen und zwar nicht, wie dies meistens geschehen ist, in einem lokalen oder nationalen Rahmen, sondern vergleichend in den wichtigsten westlichen Ländern und Schauplätzen. Es geht dabei nicht um neue historische Einzelbefunde, sondern vielmehr um eine ländervergleichende Darstellungsart, die neue Aspekte des Themas ans Licht bringen kann. Deshalb dienen die Literaturangaben weniger dem Beleg bereits publizierter Einzelheiten als der Bereitstellung von Hintergrundsliteratur zu den jeweiligen Themen.

Das Frauenstudium der Medizin war kein Einzelphänomen, sondern Teil des Versuchs vieler Frauen, sich in ihnen bisher verschlossene Bereiche von Bildung und Berufen vorzuwagen. Ihr Eintritt in die Medizin ist daher Teil der Emanzipation der Frauen aus der ihnen im 19. Jahrhundert zugewiesenen Rolle und damit auch untrennbar verknüpft mit dem Beginn des frühen Feminismus und der Frauenrechtsbewegung. Daher wird in einem zweiten Teil nach den Fakten des Eintritts der Frauen in die Medizin in einzelnen Ländern der Hintergrund von Feminismus und Frauenrechtsbewegung in diesen Ländern dargestellt. In einem dritten Teil dieser Studie wird der Einfluss des Feminismus auf zehn prominente Pionierinnen des Frauenstudiums untersucht. Die Fortsetzung im 20. Jahrhundert ist nicht mehr Gegenstand dieser Darstellung.

Meine eigene Beschäftigung mit diesem Thema begann in den 1990er Jahren in Amerika mit Gesprächen mit dem Historiker Thomas

N. Bonner über sein Buch zu den Frauen auf der Suche nach einer medizinischen Ausbildung. Das Thema des Eintritts der Frauen in die Medizin im Zeitraum 1850 bis 1900 hat mich seither nicht mehr losgelassen. In einem weiteren Sinn hat auch das Thema des Feminismus weitreichende Wurzeln in meiner Jugend und Berufstätigkeit. In meiner Erziehung gab es deutliche Signale für Achtung und Respekt gegenüber Frauen und Mädchen. Meine Jugend verbrachte ich in der Schweiz, welche, anders als die umliegenden Länder, das Stimmrecht für Frauen nicht um 1920, sondern erst 1971 einführte. So erlebte ich die Jahrzehnte dauernde Diskussion um das sogenannte Frauenstimmrecht und lernte in meiner eigenen frühen Lebenszeit zeitverschoben alle antifeministischen Argumente kennen, welche im Jahrhundert zuvor von konservativen Männern gegen das Medizinstudium von Frauen vorgebracht worden waren. Einer Schule ohne Frauen entwachsen, lernte ich erst im Studium und dann ausgeprägt im Beruf die Zusammenarbeit mit Frauen. Sie war Bereicherung und liess die Forderungen und Defizite des modernen Feminismus erkennen. Beruflich selbständig geworden, konnte ich dann durch Auswahl und Ausbildung von Frauen selbst einen Beitrag zur Frauenförderung in der Medizin leisten.

Für die vorliegende Arbeit standen mir die reichen Bestände von Bibliothek und Archiv des Instituts für Medizingeschichte der Universität Bern stets zur Verfügung. Zu danken habe ich dem Team dieses Instituts, in allererster Linie der Bibliothekarin Pia Burkhalter, die immer störbar war, mir unschätzbare Unterstützung gewährte und sogar unüberlegte Fragen mit Charme beantwortete. Wichtig waren auch Esther Fischer-Homberger und Ingrid Müller, die Feminismus und Geschlechterforschung in das Institut eingebracht hatten. Sylvia Bonner danke ich für Mitdenken und kritisches Lektorat, vielen Ungenannten für weitere Anregungen. Im Weiteren gelte mein Dank dem Personal von vielen auswärtigen Bibliotheken für stets erlebte Hilfestellung. Ein besonderer Dank für Unterstützung aller Art gilt schliesslich meiner Frau Leni und unserer Tochter Susanne. Dank schulde ich schliesslich dem Internationalen Verlag der Wissenschaften Peter Lang in Bern für die gediegene Gestaltung des Buchs.

M. H. Bickel, Bern 2017

1. Anfänge des Medizinstudiums von Frauen im 19. Jahrhundert

1.1 Einleitung

Die zum Thema dieses Buchs gestellte Frage von Laien lautet meistens: Wann haben Frauen begonnen, Medizin zu studieren und Ärztinnen zu werden? Tabelle 1 versucht eine vorläufige Antwort darauf zu geben. Dabei überrascht, dass der Beginn schon in das Jahr 1850 fällt und vor allem, dass es über ein halbes Jahrhundert gedauert hat, bis das Frauenstudium der Medizin sich in der westlichen Welt etabliert hat und eine Selbstverständlichkeit geworden ist.

Tabelle 1 suggeriert jedoch fälschlicherweise, dass 1850 in Amerika etwas entstanden ist, das sich von dort nach der Schweiz und Frankreich, dann nach Grossbritannien und schliesslich nach Russland und Deutschland ausgeweitet und etabliert habe. Dieser Schluss würde an der Realität völlig vorbei führen. Tatsache ist vielmehr, dass in jedem dieser Länder ein Kampf für und wider das Frauenstudium der Medizin stattgefunden hat, jedoch mit grossen nationalen Unterschieden, hervorgerufen durch unterschiedliche politische und institutionelle Systeme, Mentalitäten und andere Faktoren. Um daher ein allgemeines Bild zu entwerfen und zu verstehen, ist es erforderlich, den historischen Prozess in den wichtigsten Ländern zu untersuchen und vergleichend zu betrachten.

Solche vergleichende Betrachtung des Frauenstudiums der Medizin findet sich in der Literatur nur ganz selten. Das diesbezügliche Standardwerk bildet zweifellos das Buch des amerikanischen Historikers Thomas N. Bonner.[1] Der Titel „*To the Ends of the Earth*" weist auch auf die Migration einer grossen Zahl von Studentinnen auf der Suche nach dem Ort, wo ein Medizinstudium möglich und anerkannt

---

1 Bonner 1992, 232 Seiten. Derselbe Autor hat vorgängig drei lesenswerte Artikel zum Thema verfasst: Bonner 1988a, 1988b, 1989.

war. Das ausführliche Buch von Bonner belegt auch Einzelheiten in wissenschaftlicher Weise und kann für zusätzliche Information und Belege mit Gewinn herangezogen werden.

Das Fehlen eines solchen Werks im deutschen Sprachraum war mit ein Grund, das Thema im ersten Teil der vorliegenden Studie in verkürzter, jedoch aktualisierter Form darzustellen. Neben den laufenden Hinweisen auf Literatur wird zu Beginn jedes (Unter-) Kapitels auf wichtige Übersichtsliteratur zum Thema hingewiesen.

Zur ländervergleichenden Geschichte des Eintritts der Frauen in die Medizin ist neben dem Buch von Bonner 1992 gleichzeitig in Deutschland eine knappe Schrift erschienen.[2] Daneben existieren zum Thema einige weitere, z. T. veraltete Arbeiten.[3] Eine beträchtliche Literatur befasst sich ab 1970 mit Aspekten zum Thema. In jenen Jahren begann innerhalb der Geschichte der Medizin die Dominanz der Sozialgeschichte der Medizin, die den Beginn des Frauenstudiums als lohnendes Thema erkannte. Auf diese beiden Teile an Literatur wird in den folgenden Kapiteln verwiesen.

Tabelle 1. Beginn eines regulären Studiums der Medizin für Frauen in einzelnen Staaten. In Russland gab es schon vor 1897 vorübergehend Möglichkeiten, in Deutschland haben die einzelnen Länder unterschiedlich spät Frauen zugelassen (Bonner 1992).

1850	Woman's Medical College of Pennsylvania	USA
1867	Universität Zürich	CH
1868	Universität Paris	F
1874	London School of Medicine for Women	GB
1897	Russland	R
1900–09	Deutschland	D

---

2 Costas 1992, 1–32.
3 Poirier/Nahon 1980, 23–46, Joel 1988, Lipinska 1930, vor allem ab p. 125, Fontagnes 1901 (z. T. fehlerhaft).

1.2 Zur Ausgangslage

1.2.1 Vorgeschichte

Hervorragende Vertreterinnen von Heilerinnen sind in die Geschichte eingegangen wie etwa in den Schriften der Trotula oder auch Hildegard von Bingen; viele weitere werden in Übersichtswerken systematisch erwähnt.[4] Die Mehrzahl umfasst ein Kontinuum, welches von qualifizierten Heilerinnen bis zu Kurpfuscherinnen reicht.[5] Die Engländerin Sophia Jex-Blake, eine der Pionierinnen des Frauenstudiums der Medizin, stellt die allgemeine Situation wie folgt dar.[6] Wenn sich Männer auf der Jagd oder im Beruf verletzten, wenn Kinder erkrankten, wurden sie von ihren Frauen respektive Müttern versorgt. Frauen waren also die natürlichen Samariterinnen und Heilerinnen und stets die primäre „medizinische Anlaufstelle". Dies, so Jex-Blake, ist einer der Gründe, weshalb Frauen in der modernen Zeit auch den ärztlichen Beruf ergreifen müssen. Im 19. Jahrhundert war die akademische Medizin wissenschaftlich geworden, systematischer und anspruchsvoller: Im Studium kam zur Vorlesung der Unterricht in Klinik und Laboratorium. Das Vorbild dieser modernen Medizin war im frühen Jahrhundert Frankreich, in der zweiten Hälfte Deutschland.[7] Bis 1850 war jedoch die ärztliche Medizin eine ausschliessliche Domäne von Männern.[8]

---

4   Hurd-Mead 1938, Schönfeld 1947.
5   D'Orazio 1998, 151–172.
6   Jex-Blake 1872, 8 f.
7   Nach deutschem Vorbild wurde in der zweiten Hälfte des 19. Jahrhunderts die amerikanische Medizin organisiert, die im folgenden Jahrhundert zum internationalen Vorbild wurde. Ludmerer 1985, 9–28.
8   Zur „männlichen" Wissenschaft s. auch Bleker 1996, 396–402, 1998, Hausen 1986. Es gab vereinzelte Ärztinnen wie etwa Dorothea Erxleben-Leporin, die schon im 18. Jahrhundert an der Universität Halle zwar nicht studieren durfte, jedoch promoviert hat (s. 1.2.2). Eine Sonderstellung scheint auch die Universität Bologna eingenommen zu haben (Berti 2003, passim).

1.2.2 Die Lage der Frau im 19. Jahrhundert

Schon die „Ausnahmeärztin" Dorothea Erxleben-Leporin untersuchte im 18. Jahrhundert die „Ursachen, die das weibliche Geschlecht vom Studieren abhalten". Sie kam dabei zum Schluss, dass es Vorurteile sind wie etwa die, dass sich für Frauen Gelehrsamkeit nicht schicke, weil sie nicht fähig seien, etwas Tüchtiges darin zu leisten, weil sie ferner keinen Nutzen davon zu erwarten hätten und weil schliesslich Studieren die Frauen hochmütig mache und zu Geiz, Bequemlichkeit und Neid führe.[9] In Erxlebens und Rousseaus Zeitalter der Aufklärung wurde die Komplementarität und damit die Verschiedenheit der Geschlechter ganz besonders betont und damit der Frau eine ihr eigene Sphäre und Rolle zugeschrieben. Dieses Konzept hat sich im 19. Jahrhundert noch verstärkt und erhielt später die Bezeichnung „viktorianisch", obwohl es schon vor der Regierungszeit von Königin Victoria und nicht nur in Grossbritannien Geltung hatte.[10]

Die biologischen Unterschiede der Geschlechter wurden ins Groteske überhöht: Die Frau war nicht bloss schwach, zart und delikat, sie war biologisch minderwertig.[11] Im Vergleich zur starken, gesunden Männlichkeit mochte man von der Frau, die zu Hysterie und Neurasthenie neigt, sogar von „Krankheit Frau" sprechen.[12] Die hier nur knapp skizzierte Unmündigkeit der Frau ist wichtig zum Verständnis ihrer Befreiung z. B. durch Teilnahme am Kampf für Abschaffung der Sklaverei oder Eintritt in den Frauen bis dahin verschlossene Berufe.[13] Mitte des Jahrhunderts stellte man einen Prozess fest, der zu einem neuen Frauenbild und zu einer breiteren Definition der weiblichen Sphäre führte. Für die viktorianische Gesellschaft, vor

---

9 Leporin 1742.
10 Queen Victoria regierte von 1837 bis 1901; sie war gegen emanzipierte und Medizin studierende Frauen.
11 Millett 1969, passim, Bullough/Voght 1973, passim, Gerhard 1978, Burstyn 1980, passim, Lerner 1993, Kap. 3.
12 Ehrenreich/English 1973, passim, Fischer-Homberger, 1979, passim, 1996, 13–32, 2010, 23–69.
13 Mehr zur viktorianischen Frau in Teil 2.

allem für ihre Männer, war jedoch dieser Ausbruch aus der traditionellen weiblichen Sphäre eine Monstrosität.[14]

Das Vordringen von Frauen in die ärztliche Berufswelt steht auch im Zusammenhang mit der Tatsache, dass viele Frauen aus Schamhaftigkeit sich nicht von Ärzten untersuchen lassen mochten und daher auf medizinische Hilfe verzichteten.[15]

Ab 1850 sind erstmals medizinische Ausbildungsstätten für Frauen entstanden und damit eine erste, noch kleine Generation von Ärztinnen. Der unerwartete Eintritt der ersten Frauen in Studium und Praxis der Medizin stiess auf heftigen Widerstand der Gesellschaft, in erster Linie der Männer, speziell auch der meist konservativen Ärzteschaft und der medizinischen Fakultäten.[16] Der Kampf der Frauen gegen die erlittenen Diskriminierungen und Zurückweisungen machten ihren Eintritt in die Medizin zu einer Saga. Diese wurde besonders eindrücklich im Standardwerk von Bonner dargestellt.[17]

Ein wichtiges Argument der Opposition war die für ein akademisches Studium fehlende Vorbildung der Frauen. Damit hatte die Opposition zweifellos recht, denn Mitte des 19. Jahrhunderts gab es keine (öffentlichen) höheren Schulen für Frauen.[18] Die unmündige Rolle der Frau wurde begründet und gestützt durch Gesetz, Sitte, wissenschaftliche Argumente, öffentliche Meinung und nicht zuletzt die christliche Tradition.

14 Morantz 1978, 117–128.
15 Blackwell 1895, 12 f.
16 Burchard 1995, 10–23, Flügge 2003, 11–22, Henius 1895.
17 Bonner 1992, passim.
18 Albisetti 1988, passim, Costas 1992, 1–32, Schlüter 1992, passim, Lerner 1993. Kap. 2.

1.3 Anfänge des Frauenstudiums

1.3.1 USA

Die Amerikanische Revolution mit der Gründung der Vereinigten Staaten von 1776 leitete ein neues Kapitel der amerikanischen und der Weltgeschichte ein. Es entstand der erste moderne Staat, eine Demokratie basierend auf den Ideen der Aufklärung. Aus späterer Sicht war es jedoch erst eine partielle Demokratie, denn die Frauen und die schwarzen Sklaven blieben weiterhin in politischer und rechtlicher Unmündigkeit. Früher als in Europa begannen sich jedoch feministische Ideen zu verbreiten, und es erstaunt nicht, dass die Feministinnen sich mit den „abolitionists" verbündeten, also nicht nur für die eigene Befreiung kämpften, sondern auch für die Abschaffung der Sklaverei, in der die schwarze Bevölkerung gefangen war. In der ersten Hälfte des 19. Jahrhunderts bis zum Beginn des Eintritts der ersten Frauen in die Medizin sind in den USA die folgenden wesentlichen Aspekte zu beachten.[19]

Auch in Amerika herrschte das viktorianische Bild und Rollenverständnis der Frau, waren die Frauen von Männern dominiert, doch früher als in Europa begannen sie sich ihrer Lage bewusst zu werden, und es entstand eine organisierte Frauenrechtsbewegung. Diese postulierte 1848 an der „Woman's Rights Convention" in Seneca Falls, NY, die Ziele einer Reform: Freiheit und Selbstbestimmung der Frau, insbesondere Schaffung von Eigentumsrechten, Verbesserung der Bildungsmöglichkeiten, Aufnahme neuer Arbeitsmöglichkeiten einschliesslich akademischer Berufe.

Früher als in Europa entstanden auch höhere Schulen für Mädchen und bereits einige Colleges für Frauen. Das Vordringen in höhere Berufe zielte vor allem in die Medizin; sie wurde dafür zum eigentlichen Testfall. Die Gründe dafür waren vielschichtig. Bis ins 18. Jahrhundert hatten Frauen ein Monopol als Hebammen, ehe sie daraus verdrägt wurden durch die (männliche) wissenschaftliche

---

19 Dazu aus grosser Auswahl vor allem J. B. Blake 1965, Shryock 1966, Ludmerer 1985, Morantz 1985, Bonner 1992, Schücking 1996.

Obstetrik und Gynäkologie. Im folgenden Jahrhundert wurden die Gesundheitsreform, das öffentliche Gesundheitswesen und die Medizin immer mehr zu Feldern weiblicher Interessen. Vor allem aber war es die Tatsache, dass das Schamgefühl der viktorianischen Frau eine Untersuchung durch Ärzte verabscheute, was in vielen Frauen den Wunsch weckte, als Geburtshelferinnen und Frauenärztinnen anderen Frauen zu helfen. Daher galt als vorrangiges Ziel das Studium der Medizin.

Die Ausbildung zum Arzt vor 1850 war in Amerika uneinheitlich geregelt.[20] Ursprünglich wurde man Arzt durch eine mehrjährige Lehre bei einem erfahrenen Arzt, dann entstanden im Osten medizinische Fakultäten, als erste 1765 am College von Philadelphia. Durch die Erschliessung des Westens und die grosse Zahl an Immigranten entstand dann grosser Bedarf an Ärzten und damit eine immer grössere Zahl medizinischer Privatschulen (proprietary schools). In ihnen schlossen sich einige Ärzte einer Stadt als Gründer und Lehrer zusammen, wobei die Studiengebühren eine Aufstockung ihrer Einkünfte bildeten. Ausbildung und Verleihung von Doktordiplom und Approbation unterlag noch keiner behördlichen Kontrolle, sodass die Ausbildung meist mangelhaft war; oft fehlten Bibliotheken, Laboratorien und der Zugang zu einer Klinik, woraus eine rein theoretische Ausbildung resultierte. Viele dieser privaten Medizinschulen sind so bald wieder verschwunden, so wie sie entstanden waren. Eine Verbesserung setzte jedoch erst in der zweiten Jahrhunderthälfte ein.

Für Frauen war in dieser Landschaft vor 1850 kein Platz, weder in Amerika noch weltweit, wiewohl einzelne selbst ernannte „Ärztinnen" tätig waren.[21] Das radikal Neue geschah im Jahr 1850 mit der Gründung des Woman's Medical College of Pennsylvania in Philadelphia. Damit entstand eine erste medizinische Ausbildungsstätte für Frauen, 15 Jahre vor der ersten in Europa, 25 Jahre bevor das Studium der Medizin für Frauen in mehreren europäischen Ländern möglich wurde, und 50 Jahre bevor in ganz Europa Ärztinnen ausgebildet

---

20 Sigerist 1933, 151 ff., Ludmerer 1985, 9–28.
21 Z. B. Harriot Hunt (1805–1875) die nach medizinischem Privatunterricht in Boston praktizierte und zweimal von der Harvard Medical School als Kandidatin selbst nach langjähriger Praxis abgewiesen wurde.

wurden und praktizierten. An der Gründung des Woman's Medical College in Philadelphia beteiligt waren einige Quaker, ferner Abolitionisten und sich outende „dissidente" Ärzte, die auch als Professoren tätig waren, bevor Ärztinnen dazu kamen.[22] Die Schule startete mit 40 Studentinnen und sechs männlichen Professoren und hatte bis 1897 842 Ärztinnen ausgebildet. Als Institution stand sie am Anfang dieser neuen Entwicklung, jedoch muss als Einzelperson und erste Ärztin an dieser Stelle die bereits 1849 an einer privaten Schule promovierte Elizabeth Blackwell erwähnt werden.[23] Sie ist von grosser Bedeutung für die amerikanische Medizingeschichte, nicht bloss als erste Ärztin, sondern ebenso sehr auf Grund ihres Einsatzes für die Sache der Frau in der Medizin, ihrer Gründung einer Klinik sowie einer weiteren medizinischen Ausbildungsstätte für Frauen.

Als die ersten weiblichen Doktoren der Medizin in den 1850er Jahren ihre Schule verliessen, konnte das „Experiment" als geglückt betrachtet werden. Weitere Woman's Medical Colleges entstanden in Boston, New York, Chicago, Baltimore, Cincinnati, Atlanta und St. Louis. Nach den Pionierinnen von Philadelphia waren es bald hunderte Ärztinnen, am Ende des 19. Jahrhunderts über 7000. Diese Erfolgsgeschichte enthält jedoch auch dunkle Schatten, welche schwer auf den Studentinnen und Ärztinnen lasteten. Die Gesellschaft, insbesondere die meisten Männer, waren noch längst nicht bereit, studierende und praktizierende Frauen zu akzeptieren, Konkurrenz zu erdulden und Macht abzugeben. Diese Opposition war stark, und der Feminismus, welcher den Eintritt der Frauen in die Medizin beflügelt hatte, fachte als Schreckbild auch die Opposition an. Wichtige Waffe der Gegner war das Lächerlichmachen. In Wort und Schrift wurden Redeschlachten geführt, wurden die Argumente pro und contra Studium und Praxis beschworen. Die alten Schlagworte von der schwachen und minderbegabten Frau wurden im neuen Zeitalter der Wissenschaft mit medizinischer Expertise zu bekräftigen

---

22 Marshall 1897, passim, Peitzman 2000, 2003, passim. Es gab also durchaus schon „männliche Feministen", die sich der grossen Opposition entgegenstellten.
23 Für viel zusätzliche Information zu Elizabeth Blackwell s. Teil 3.

versucht.[24] So verhindere etwa die „Tatsache", dass die Frau eine Woche pro Monat „krank" sei, seriöses Studium oder Praxis. Dies wiederum widerlegte die statistische Befragung zahlreicher Frauen durch eine der erfolgreichen ersten Ärztinnen.[25] Harte Diskussionen wurden geführt um das berühmt gewordene Buch des Physiologen Edward Clarke „Sex in Education; or, a Fair Chance for the Girls".[26] Dieser gesteht den beiden Geschlechtern zwar gleiche intellektuelle Fähigkeiten zu, die auch eine gleich gute Schulung erfordern, jedoch sei bei der Frau das reproduktive System derart dominierend, dass Mädchen anders als Jungen und keinesfalls gemeinsam geschult werden müssten, was physiologisch und klinisch „bewiesen" wird. Gegenargument war, wie schon erwähnt, auch der Hinweis auf die geringere schulische Vorbereitung der Mädchen, was zweifellos zutraf, obschon weniger ausgeprägt als in Europa. Dies wiederum war nicht der Fehler der in die Medizin drängenden Frauen, sondern ein ihnen aufgezwungener zusätzlicher Nachteil.

Schwerwiegend war vor allem die Tatsache, dass die Ausbildung an den *Woman's Medical Colleges* nicht an diejenige der universitären Medical Schools heranreichte. Von den privaten Medizinschulen waren anfänglich nur wenige bereit, Frauen aufzunehmen und mehrere verschlossen sich wieder nach einem Einzelversuch.[27] Im Lauf der Zeit nahmen zahlreiche private Medizinschulen, z. T. aus wirtschaftlichen Gründen, auch Frauen auf. Insbesondere waren die Schulen von medizinischen Sekten (Homöopathen, sogenannte eklektische oder botanische Medizin) in dieser Beziehung offener, was dem Ruf von an solchen Schulen ausgebildeten Frauen ebenfalls Abbruch tat. So wurde der Druck der Frauen auf Eintritt in die Medi-

---

24 Bullough/Voght 1973, 66–82.
25 Putnam Jacobi 1876, passim.
26 Clarke 1873, passim. „Sex" im damals üblichen Sinn von Geschlecht (gender).
27 So hat das Geneva Medical College im Staat New York nach der Promotion von Elizabeth Blackwell keine Frauen mehr aufgenommen. Ihre Schwester Emily begann ihr Studium am Rush Medical College in Chicago bis zum dortigen Verbot für Frauen und promovierte, wie auch Marie Zakrzewska, am Cleveland Medical College, das sich danach seinerseits den Frauen verschloss. S. 3.1.2 und 3.1.3.

cal Schools der Universitäten immer grösser. Doch erst 1870 bequemte sich als erste die University of Michigan zur Öffnung für Frauen, die allerdings in separaten Klassen unterrichtet wurden.

Anders als in Kontinentaleuropa war Koedukation in den angelsächsischen Ländern lange Zeit kein Thema. Es widersprach dem viktorianischen Verständnis der Geschlechterrollen, Männer und Frauen gemeinsam studieren zu lassen. Kollegiale Zusammenarbeit der Geschlechter gab es im 19. Jahrhundert noch kaum, und heikle medizinische Themen und Tätigkeiten mussten in Gegenwart von Frauen mit der nötigen Behutsamkeit unterrichtet werden. An den *Woman's Medical Colleges* gab es definitionsgemäss nur Studentinnen, aber auch viele der allmählich sich öffnenden Universitäten waren noch längere Zeit nicht koedukativ. Der Kampf für die Koedukation war also auch ein solcher zur Hebung der Qualität der Ausbildung. Die spürbaren Mängel der amerikanischen medizinischen Ausbildung führte bekanntlich dazu, dass in den Jahrzehnten vor dem Esten Weltkrieg eine beträchtliche Anzahl Ärzte nach dem dortigen Studium eine Weiterbildung vor allem in Deutschland unternahm.[28] Auch Ärztinnen zogen nach Deutschland, allerdings nicht in die ihnen dort noch verschlossenen Universitäten, sondern zur praktischen Arbeit in Krankenhäusern. Anderseits zogen vor 1865 Frauen von Europa nach Amerika, weil es dort für sie die einzigen medizinischen Ausbildungsmöglichkeiten gab.

Institutioneller Widerstand gegen das Studium von Frauen kam vor allem von den Universitäten her. Diese fürchteten ein Absinken des Niveaus, wenn sie sich den Frauen öffneten, ein weiteres Zeichen der verbreiteten misogynen Stimmung. Nachdem die University of Michigan 1870 Frauen zur Ausbildung in separaten Klassen aufgenommen hatte, folgten zögerlich weitere Universitäten, einzelne sogar auf koedukativer Basis. Von Bedeutung war 1893 die Eröffnung der Medical School der zuvor gegründeten Johns Hopkins University in Baltimore.[29] Diese Schule wurde konzipiert auf dem deutschen Modell der Verbindung von Lehre und Forschung mit klinischem Unterricht in wissenschaftlichem Geist, mit full-time Professuren

28 Bonner 1963, passim.
29 Chesney 1943, 193–195.

und Assistentenstellen zur Weiterbildung der diplomierten Ärzte, sowie mit strengen Eintrittsbedingungen für die Studierenden. Das stattliche Gebäude der Universitätsklinik war bereits fertig gebaut, als das Geld für die medizinischen Institute fehlte. Rettung brachte ein Frauenkomitee unter der Leitung der reichen Eisenbahn-Erbin Mary Garrett, allerdings nur unter der Voraussetzung, dass auch Frauen, und zwar unter gleichen Bedingungen wie Männer, ausgebildet würden. Das Angebot musste angenommen werden, und so war die Johns Hopkins University Medical School von Anfang an für Frauen offen und koedukativ. Dies war ein wichtiges Signal, zumal diese Universität in der amerikanischen Medizin eine Führungsrolle übernehmen und im Reformprogramm der medizinischen Ausbildung von 1910 als Vorbild dienen sollte.[30] Die Woman's Medical Colleges waren nach 1850 natürlich von entscheidender Bedeutung. Als qualifizierte Ärztinnen in genügender Zahl zur Verfügung standen, übernahmen sie zunehmend die Professuren an diesen Schulen. Diese gerieten jedoch finanziell und qualitativ immer mehr ins Hintertreffen gegenüber den universitären Medical Schools, sodass gegen Ende des Jahrhunderts eine Frauenschule nach der anderen ihre Pforten schliessen musste.

Wer nach 1850 nicht in der Nähe einer Medizinschule für Frauen wohnte, hatte es schwer an eine universitäre Medical School auszuweichen. Eine Aufnahme, meist nach mehreren Abweisungen, war jedoch nur ein Teilerfolg, denn auf dem weiteren Weg lauerte eine Reihe weiterer Schwierigkeiten und Diskriminierungen.[31] Zahlreiche Krankenhäuser beschäftigten zwar Pflegerinnen, weigerten sich jedoch, Studentinnen oder Ärztinnen aufzunehmen. Krankenpflegerinnen widersprachen dem gängigen Frauenbild nicht, Ärztinnen jedoch hatten die „weibliche Sphäre" überschritten. Damit stellte sich ein zusätzliches Hindernis für den klinischen Teil des Studiums in den Weg. Dasselbe mochte für die Weiterbildung einer Ärztin am Krankenhaus der Fall sein, wenn Assistentenstellen Frauen verweigert wurden.[32] War eine Ärztin schliesslich praktisch tätig, wurde

---

30 A. Flexner 1910, passim, (Flexner Report), Ludmerer 1985, 9–28.
31 Shryock 1966, passim, Walsh 1977, Kap. 1.
32 Stellen als sog. Interns oder residents.

ihr lange Zeit die Aufnahme in eine Ärztegesellschaft verweigert, was für sie berufliche Isolation bedeuten konnte. Auch die nationale American Medical Association (AMA) tat sich mit der Aufnahme von Ärztinnen schwer. Nicht nur befürchtete sie eine Verminderung von Niveau und Ansehen, sondern auch, dass nach den Frauen die Schwarzen nachfolgen würden. Erst 1876 wurde die erste Ärztin in die AMA aufgenommen.[33] Und schliesslich konnte es überall in Studium und Praxis der Frauen zu Problemen in der Kooperation mit männlichen Studenten und Ärzten kommen. Diese Kooperation wurde von Männern, von Vorgesetzten und Professoren oft verweigert, ja es gab sogar üble kollektive Demonstrationen von Studenten gegen ihre Kommilitoninnen. Widerstände gegenüber Studentinnen und Ärztinnen wurden erst allmählich zur Seltenheit.

1.3.2 Russland

Wenn Russland für das Frauenstudium der Medizin hier nach den USA an zweiter Stelle erscheint, so bedarf dies einer Erklärung. Zum einen hat Russland schon 1860 Frauen in einem Medizinstudium aufzuweisen, früher als anderswo in Europa. Dies muss jedoch gleich relativiert werden durch die Tatsache der Kurzlebigkeit dieser Studienmöglichkeit, die zwar 1872 wieder eingerichtet, jedoch 1882 abermals verboten worden ist. Erst ab 1897 ist auch in Russland ein Medizinstudium für Frauen endgültig möglich geworden. Es gibt jedoch einen wichtigeren Grund, sich schon an dieser Stelle der Situation in Russland zuzuwenden. Bei den mehrfachen Verboten und enormen Schwierigkeiten gab es dort in der zweiten Hälfte des 19. Jahrhunderts eine grosse Zahl von studierwilligen Frauen, die in Russland keine Möglichkeiten sahen und deshalb im westlichen Europa die Erfüllung ihrer Wünsche suchten, und sie waren es, die das Frauenstudium an ersten, vereinzelten Universitäten in der Schweiz und Frankreich möglich machten. Aus diesen Gründen

---

33 Kaufman 1976, 260. Erste Frau in der AMA war Sarah H. Stevenson.

soll die Situation in Russland und die Emigration von Studierenden an dieser Stelle betrachtet werden.[34]

Um 1850 war Russland immer noch ein sozial und anderweitig rückständiges Land. 1861 verfügte Zar Alexander II. die Aufhebung der Leibeigenschaft, ein Ereignis, das naturgemäss unabsehbare Konsequenzen hatte und zu grossen sozialen Spannungen führte. Für viele Angehörige der gehobenen Schicht erwachte der Wunsch nach Modernisierung am Beispiel des westlichen Europa, und damit auch der Wunsch nach echten Reformen, nach besseren Möglichkeiten der Bildung, auch nach einem liberaleren politischen System. Die Reformen Alexanders II. waren für weite Teile der Bevölkerung unakzeptabel zaghaft und führten in den 1860er Jahren zu einer gesellschaftskritischen Radikalisierung der Intelligenz. Auch Frauenrechte gehörten dazu, und die sogenannte Frauenfrage wurde diskutiert. Ein brodelndes soziales Klima entstand, und diese Unruhe wurde verstärkt durch die reaktionären Gegenmassnahmen des absolutistischen Zarenregimes, das alle Reformwünsche aus dem Volk als Revolution betrachtete. Alexander III., Nachfolger des ermordeten Alexander II., war noch reaktionärer, ein absolutistischer Autokrat. Unter ihm erstarkte in den 1880er Jahren die politische Geheimpolizei, welche Schulen, Universitäten, Presse und Justiz kontrollierte, Judenpogrome gewähren liess, und auch im Ausland die russischen Emigranten und Studenten bespitzelte. Diese Dauerkrise setzte sich auch ab 1894 unter Nikolaus II. bis ins 20. Jahrhundert fort. Es erfolgte eine erste Revolution 1905, und erst die beiden Revolutionen von 1917 setzten dem Zarenregime ein Ende.

In diesem politischen und sozialen Klima ist das Vordringen von Frauen zum Medizinstudium und damit zu ärztlicher Tätigkeit zu sehen.[35] Viele von ihnen waren verhältnismässig gut vorbereitet, gab es doch seit 1850, früher als im westlichen Europa, Mädchengymnasien. Die 1860 eingerichteten Frauenkurse an der Medizinisch-

---

34 Bonner 1992, Lange/Bäumer 1901, Schirmacher 1905, Figner 1928, Wick 1970, Rohner 1972, Stites 1978, Adirim 1984, Tuve 1984, Pietrow-Ennker 1999, Rogger 2010.
35 Adirim 1984, 30–40, Bonner 1992, Kap. 4, Rogger 2010, Kap. 1, Rohner 1972, 15 ff., Wick 1970.

chirurgischen Akademie in der Hauptstadt St. Petersburg mochten den Feministinnen als Grosstat und Hoffnung erscheinen; Tatsache war jedoch, dass die Akzeptanz von weiblichen Ärzten fehlte und dass die Behörden unsicher darüber waren, ob die Absolventinnen als Ärztinnen oder als „gelehrte Hebammen" gelten sollten. Tatsache war leider auch, dass diese Studienmöglichkeiten für Frauen schon nach wenigen Jahren von der Obrigkeit verboten wurden. Damit war, im herrschenden Klima der sozialen Spannungen, die Enttäuschung und Wut der studierwilligen Frauen angefacht, und es begann als neues Phänomen eine Emigration von jungen Frauen, die im westlichen Europa nach Studienmöglichkeiten suchten. Bekannt wurde vor allem Nadeschda Suslowa, die ihr Medizinstudium an der Universität Zürich erfolgreich fortsetzen konnte, und Ekaterina Gontscharowa, die an der Sorbonne unterkam. So wurden die Universitäten von Zürich und Paris schon in den 1860er Jahren die ersten dauernden medizinischen Ausbildungsstätten für Frauen in Europa.[36] Die Aufhebung der Frauenkurse von 1863 beruhte auf der Annahme der russischen Behörden, dass die Studentinnen mit ihren Kommilitonen bei den Demonstrationen, Streiks und revolutionären Umtrieben sympathisiert hätten. Tatsache ist, dass viele Frauen nicht nur in den feministischen, sondern auch in revolutionären Kreisen aktiv waren und dass die ersten in Zürich und Paris ausgebildeten russischen Ärztinnen ihre Tätigkeit dann in der Heimat aufnahmen. Die Wiederaufnahme von Frauenkursen an der St Petersburger Medizinisch-chirurgischen Akademie von 1872 war eine Folge des Misstrauens der Obrigkeit gegenüber der studentischen Emigration und den eintreffenden Informationen über revolutionäre Verschwörungen in Zürich. Es schien empfehlenswerter zu sein, Studienmöglichkeiten in der Heimat zu schaffen und dadurch der Emigration entgegenzuwirken. Diese Studienmöglichkeiten waren allerdings limitiert, nicht koedukativ und mit Auflagen verbunden wie z. B. dem Einverständnis des Vaters oder Gatten der Studienanwärterin sowie selbstverständlich ihrem politischen und moralischen Leumund. Alle diese Faktoren bewirkten, dass die studentische Emigration

---

36 Die Entwicklung des Frauenstudiums in der Schweiz und Frankreich wird im folgenden Kapitel dargestellt. Zu Suslowa s. auch in Teil 3.

ungebremst fortschritt. Dies wiederum führte zum Ukas von 1873, wonach in Zürich ausgebildete Ärzte in Russland nicht praktizieren dürfen, also de facto zu einem Verbot des Studiums in Zürich. Dieses wiederum wurde so umgangen, dass die Studentinnen an der Universität Bern weiterstudierten, die in der Zwischenzeit ihre Pforten für Frauen ebenfalls geöffnet hatte. Im russisch-türkischen Krieg von 1877–1878 haben sich Medizinstudentinnen und Ärztinnen als Helferinnen bewährt und damit der Sache der Medizinerin zu Ansehen verholfen. Nach 1880 war bereits ein Zehntel der russischen Ärzteschaft weiblich, ein Drittel davon waren Jüdinnen.

Alexander III. erwies sich nicht nur reaktionärer und in seinen Massnahmen repressiver als sein Vorgänger, sondern auch misstrauisch gegenüber der Emanzipation von Frauen und ein Feind ihrer akademischen Tätigkeit. So erstaunt es nicht, dass er 1882, im Jahr nach seiner Thronbesteigung, die Frauenkurse abermals verbot, ähnlich wie dies 1863 geschehen war. Die voraussehbare Folge war eine anschwellende Zahl studierwilliger Frauen, die Russland in Richtung Schweiz und Frankreich verliessen. Die 1890er Jahre waren gekennzeichnet durch andauernde soziale Unrast und durch Petitionen für Wiedereinrichtung von medizinischen Studien für Frauen. Endlich wurde 1895 in St. Petersburg ein medizinisches Institut für Frauen errichtet, und weitere Städte im Russischen Reich folgten. Von diesem Zeitpunkt an war in Russland das Studium der Frauen etabliert, wenn auch vorläufig ohne Koedukation und bei strenger Diskriminierung der Jüdinnen. Zur Jahrhundertwende zählte man fast tausend Medizinstudentinnen, eine Zahl, die sich rapide vergrösserte. Im frühen 20. Jahrhundert öffneten sich auch die Universitäten den Frauen, und nach 1917 übertraf der Anteil der Ärztinnen in Russland denjenigen in Amerika und Europa.

1.3.3 Schweiz und Frankreich

Die 1460 gegründete Universität Basel war bis 1833 die einzige in der Schweiz. Als dann die Universität Zürich gegründet wurde, geschah dies auf einer Welle von Liberalismus im Gefolge der französischen Juli-Revolution von 1830.[37] Der Mangel an schweizerischen Akademikern und die reaktionären politischen Zustände im benachbarten Deutschland veranlassten deutsche Professoren zur Annahme von Stellen an der Universität Zürich. Nach 1848 führte die repressive Situation in Deutschland zu einer eigentlichen politischen Emigration in die liberale Schweiz, wiederum zum Vorteil der Universitäten Zürich und Bern, deren Fakultäten zahlreiche liberale deutsche Professoren in ihre Lehrkörper aufnahmen. Für die Schweiz bedeutete das Jahr 1848 den Übergang von einem lockeren Bund von Kantonen zu einem Bundesstaat und in eine liberale Aufbruchsstimmung. Damit wurden ihre Universitäten auch für in ihrer Heimat politisch unangepasste Studenten attraktiv, so etwa aus dem reaktionären Russland.

Nach der Schliessung der 1860 eingerichteten kurzlebigen Kurse für Medizinerinnen in St. Petersburg musste auch die Medizinstudentin Nadeschda Suslowa ihr Studium abbrechen und versuchte 1865 ihr Glück an der Universität Zürich.[38] Sie durfte an der dortigen medizinischen Fakultät ihr Studium fortsetzen, allerdings nur als Hospitantin, wie es solche an anderen Fakultäten seit den 1840er Jahren vereinzelt gab.[39] Suslowa schloss ihr volles Medizinstudium 1867 ab, dies als nicht immatrikulierte Studentin und deshalb ohne Diplom. Als unerschrockene, motivierte Frau stellte sie ein Gesuch für Immatrikulation und brachte damit Fakultät, Senat und Rektor in einige Verlegenheit. Noch nie zuvor hatte in Zürich eine Studentin das ganze Studium der Medizin absolviert und stand vor den Schlussexamina. Auch gab es im Gegensatz etwa zu deutschen Universitäten hier kein Verbot des Studiums für Frauen, und ausserdem

---

37 Dasselbe gilt für die ein Jahr später gegründete Universität Bern.
38 Bachmann/Bradenahl 1990, Böhmert 1872, Bonner 1992, Buddeberg-Fischer 2001, Schwöbel-Schrafl 1985, Burchardt 1995.
39 Lange/Bäumer 1901 (Kapitel Schweiz).

würde Suslowa in ihre Heimat zurückkehren. So entschied die Erziehungsdirektion, Suslowa rückwirkend zu immatrikulieren. Dieser Beschluss war auch stark beeinflusst dadurch, dass Suslowa nie unangenehm aufgefallen war, dass sie im Gegenteil durch Intelligenz und überaus seriöse Studienarbeit beeindruckt hatte. Suslowa konnte nunmehr in Zürich ihr Schluss- und Doktorexamen ablegen und in ihre Heimat zurückkehren. Sie wurde eine Legende.[40]

Der Beschluss der universitären und politischen Instanzen in Zürich oder der Fall Suslowa war als Dammbruch von unüberschätzbarer Bedeutung für die Sache der Frauen. Zum ersten Mal in Europa oder Amerika hatte sich eine universitäre Fakultät für Frauen geöffnet. Schon 1867, dem Jahr von Suslowas Triumph, kamen weitere Studentinnen, um an der Universität Zürich Medizin zu studieren: erst Russinen, etwas später Deutsche, Amerikanerinnen, Engländerinnen und schliesslich Schweizerinnen. Was als Unikum begonnen hatte, dann als Experiment argwöhnisch betrachtet wurde, war bald nicht mehr aufzuhaltende Realität. Eine erste Universität bildete Ärztinnen aus, und dies sogar mit Koedukation. Der Funke sprang rasch über, nach Paris, Bern, Genf.[41] Auch diese Universitäten hatten bald Zulauf von Frauen, vor allem aus dem Ausland. Erst im Lauf der 1870er Jahre folgten zögerlich weitere Länder mit dem Frauenstudium, doch erst ab den beiden folgenden Jahrzehnten wurde dieses in Europa allgemein. Überall jedoch regte sich auch die Opposition gegen ein Studium der Frauen. Am stärksten war diese in Deutschland.[42] Zürich verspürte dies nicht nur an einer steigenden Zahl von emigrierten deutschen Studentinnen, sondern auch in Form von Protesten und Warnschriften aus dem nördlichen Nachbarland.

Der Fall Zürich, der an einer relativ kleinen Universität als qualitativ wichtiges Ereignis begann, wurde bald zu einem quantitativen Problem (Tabellen 2 und 3). Die Zahl der russischen Studentinnen, die von 1865 bis 1871 stetig gestiegen war, nahm bald explosionsartig zu. Auch das russische Verbot des Studiums in Zürich von 1873 war

---

40 SVA 1928, Bonner 1992, 33–37, Rogger 2010, 127, Rohner 1972, 17 f., Wick 1970.
41 S. unten.
42 S. 1.3.5.

nur kurzfristig spürbar. Die „russische Invasion" in Zürich wurde mehrfach beschrieben.[43] Eines dieser Bücher trägt den Titel „Ganz Europa blickt auf uns", was durchaus der Wahrheit entsprach, sowohl hi hinsichtlich der in Zürich studierenden Frauen, als auch der sogar das Strassenbild kennzeichnenden zahlreichen jungen Russinnen.[44] Besonderen Einblick in die damalige russische Kolonie vermitteln natürlich die Berichte von Studierenden wie etwa Susan Dimock, Marie Vögtlin oder Franziska Tiburtius.[45] Die russische Kolonie zeigte ein weites Spektrum, welches von seriösen Studierenden über naive Weltverbesserer bis zu handfesten Revolutionärinnen reichte. Die letzten beiden Gruppen wurden sowohl von der russischen wie auch von der schweizerischen Polizei beschattet und studierten oft nur der Form nach. Sie waren es auch, die oft durch provokatives Auftreten und entsprechende „emanzipierte" Kleidung auffielen und in der Bevölkerung Abneigung und Widerwillen erzeugten.

Tabelle 2. Anzahl Medizinstudentinnen in der Schweiz (Bonner 1992, 64).

1870	1880	1890	1900	1906	1914
14	54	156	554	1181	499

Tabelle 3. Verteilung der ausländischen Medizinstudentinnen an der Universität Zürich 1865–1914 (Bonner 1992,63).

Russland*	Deutschland**	USA	Grossbritannien	Andere	Total
1082	177	56	12	49	1375

*   inkl. Polen
** inkl. Österreich

43 Bonner 1992, 32–43, 54 f., Rogger 2010, passim, Rohner 1972.
44 Rogger 2001, Kap.2.
45 Müller 2007, 138–143, Tiburtius 1929, 120–129.

Wichtiger als die Haltung der Bevölkerung war für die frühen Studentinnen allerdings ihre Behandlung und das menschliche Klima innerhalb der Universität. Die Behörden, die in Zürich 1867 ihre Zulassung beschlossen hatten, waren wahrscheinlich nicht eigentlich Befürworter des Frauenstudiums, sondern liessen gewähren, was einmal da war, wohl in der Annahme, dass es entweder wieder verschwinden oder später durch ein Gesetz verhindert werden könnte. Die Professorenschaft wiederum war gespalten; wenige ihrer Vertreter waren dagegen, andere abwartend, der grössere Teil jedoch machte mit und behandelte die Studentinnen zuvorkommend und fördernd. Anders die männlichen Studierenden: Hier waren viel grössere Widerstände zu überwinden, hatten sie doch bisher das alleinige „Wohnrecht" in der Universität. Die ausgeprägtesten Gegner waren die schlagenden Studentenverbindungen, was nicht verwundert bei ihrem Traditionsbewusstsein und ihren Ritualen, die gerade das vermeintlich Männliche verherrlichten. Aufs Ganze gesehen fanden sich jedoch die Studenten in Zürich mit der neuen Situation ab; hässliche Ausschreitungen gegen die Frauen, wie sie in anderen Ländern vorkamen, gab es in der Schweiz kaum, wohl aber, bereits von Beginn an, Beispiele von Ritterlichkeit und selbstverständlicher Zusammenarbeit. Auch hier also arbeitete die Zeit auf zunehmende Kooperation und neue Normalität hin.

Die auf Suslowa folgenden Medizinstudentinnen in Zürich waren vereinzelte Amerikanerinnen und Engländerinnen und eine vorerst bescheidene Anzahl weiterer Russinnen. Das Frauenstudium wurde also in der Schweiz als eine Angelegenheit von Ausländerinnen angesehen, die keine Besorgnis erregten, da sie nach Abschluss ihres Studiums in ihre Heimatländer zurückkehren würden. Diese Situation änderte sich schlagartig, als sich 1868 Marie Vögtlin als erste Schweizerin immatrikulierte. Weitere Schweizerinnen folgten und damit auch neue Probleme und Konkurrenzängste für die rein männliche Ärzteschaft. Doch die neuen Ärztinnen wurden allmählich akzeptiert. Wiederum wurde Marie Voegtlin als eine Erste und eine Bahnbrecherin zur Legende.[46] Ihre menschlichen Qualitäten und hohe Motivation trugen, ähnlich wie bei Suslowa, zur guten

---

46 Ausführliche Biographien von Siebel 1919 und Müller 2007. S. auch Teil 3.

Verankerung des Frauenstudiums bei. Ihr folgte weitere Schweizerinnen in Scharen und 1887 waren sie bereits zahlreicher als die Russinnen, die immer noch in grosser Zahl andrängten.

1834, fast gleichzeitig mit Zürich, wurde die Universität Bern gegründet und sollte ebenfalls eine Pionierrolle im Medizinstudium von Frauen spielen.[47] Zwei Medizinstudentinnen versuchten 1868 und 1870 ein Studium, jedoch ohne abzuschliessen. Der Ernstfall trat 1872 ein als die medizinische Fakultät ohne grosse Diskussionen ihr Placet zur Immatrikulation und zum Abschlussexamen für Frauen gab. Von da an gab es in Bern ein kontinuierliches Frauenstudium, das ähnlich wie in Zürich von zahlreichen Russinnen geprägt wurde. Wie in Zürich waren auch in Bern die Professoren unterschiedlicher Auffassung, gab es von studentischer Seite her anfänglich Opposition und waren Frauen fast ausschliesslich in der medizinischen Fakultät vertreten. Auch ihre oft mangelhafte Vorbildung wurde heftig diskutiert. 1877 erschien im Kreis der Russinnen, Engländerinnen und Deutschen die erste Schweizerin. Bis 1914 studierten in Bern insgesamt 1624 Frauen; 92.5 % waren Russinnen, 28 % schlossen mit dem Dr. med. ab, viele weitere mit dem Staatsexamen. Nach 1900 betrug der Anteil Frauen an der Medizinischen Fakultät 69 %, an der gesamten Universität lediglich 10 %. Ein Jahr nach dem Beginn des Frauenstudiums an der Universität Bern hielt deren Rektor, Hans von Scheel, Professor für politische Ökonomie, eine bemerkenswerte Rektoratsrede.[48] Mit in der Schweiz üblicher Behutsamkeit versuchte er dabei seine durch die neueste Entwicklung verunsicherte, ungläubige und ablehnende Zuhörerschaft aufzuklären und auf die gängigen Vorurteile einzugehen. Scheel verwies auf Zürich, stellte das Frauenstudium als Ausnahme oder Neubeginn ohne unmittelbaren Handlungsbedarf dar und betonte die Motivation der andrängenden Frauen. Er sah letztere als Teil der gegenwärtigen sozialen Umwälzungen, welche Frauen für neue Berufe freimachten, neue Bildungsanstalten erforderten und die Geschlechterrollen aufweichten. „Wenn Frauen als Könige und als Tagelöhner es den Männern gleich thun,

---

47 Bachmann/Bradenahl 1990, passim, Bonner 1992, 63–66, Im Hof 1984, 495–517.
48 Scheel 1874.

warum nicht als Ärzte, Richter, Verwaltungsbeamte?" Scheel lehnte auch die Forderung nach gesonderten Frauenuniversitäten ab mit dem Hinweis, dass nach dem Studium beide Geschlechter zusammenarbeiten müssten. Abschliessend betonte er sein Verständnis für das Widerstreben gegenüber dieser Perspektive einer neuen sozialen Ordnung, doch sei die alte zu sehr erschüttert, als dass ihre Grundlage wieder hergestellt werden könne.

Bern wurde also, kurz nach Zürich, die zweite schweizerische Universität, an der Frauen Medizin studierten. Die 1872 gegründete medizinische Fakultät der Universität Genf liess schon von Anfang an Frauen zu, doch die alte Universität Basel gab dem Druck erst 1890 nach. Kurz nach Zürich hatte auch Paris die Öffnung für Frauen vollzogen, sodass die Schweiz und Frankreich für einige Zeit die Führungsrolle innehatten und für ungezählte studierwillige Frauen die grosse Hoffnung bildeten.

In Frankreich blühte nach der Französischen Revolution die Pariser Medizinische Schule, die zahlreiche ausländische Studenten anzog. Wie in Zürich verdankte auch die Sorbonne ihre Öffnung für Frauen dem Druck ausländischer Studentinnen.[49] 1866 erschien die Amerikanerin Mary Putnam in Paris. Sie hatte einen medizinischen Doktortitel des Woman's Medical College of Pennsylvania und wollte sich an Pariser Krankenhäusern weiterbilden, wusste aber auch, dass sie an der Sorbonne die beste medizinische Ausbildung erlangen konnte. Erst 1868, nach mehreren Jahren in Paris, gelang ihr der Eintritt als Studentin in die École de Médecine, dies also kurz nach dem Erfolg der Suslowa in Zürich. Putnam verdankte den Erfolg ihrer Bemühungen einer günstigen Konstellation von Befürwortern: Dekan Wurtz, Erziehungsminister Duruy und einem Ministerrat, der von der Kaiserin Eugénie präsidiert wurde. 1871 erwarb Mary Putnam ihren Doktortitel von der Sorbonne. Mit obiger Unterstützung hatte im vorangehenden Jahr auch die Engländerin Elizabeth Garrett ihr Doktorexamen in Paris abgelegt, nachdem ihr ein reguläres Medizinstudium in Grossbritannien verwehrt worden war. An der Sorbonne erschien als erste Russin in jenen Jahren Ekaterina

---

49 Zur Frühzeit an der Sorbonne: Schultze 1888, Bonner 1992, 48–56, 70–74, Joel 1988, 106 ff., Poirier/Nahon 1980, insb. 26.

Gontscharowa und als erste Französin Medeleine Brès, die beide erst Mitte der 1870er Jahre ihr Studium abschlossen. Im Gegensatz zu Zürich gab es in Paris mehr studentische Opposition und blieb die Zahl der Studentinnen klein, selbst dann, als sich auch Französinnen zu den Ausländerinnen gesellten und als auch Montpellier und andere Universitäten sich für Frauen öffneten. Im Studienjahr 1887/88 waren 114 Studentinnen für Medizin eingeschrieben, davon 90 von Russland und Polen, aber lediglich zwölf Französinnen. Die allgemeine Opposition gegen das Frauenstudium basierte in Frankreich weniger auf den behaupteten mangelnden intellektuellen Fähigkeiten der Frauen als auf der traditionellen Geschlechterrolle: Der Beruf der Ärztin widersprach der Rolle der empfindsamen Frau im Heim; Studentinnen und Ärztinnen wurden gelegentlich gar als ‚Monster' bezeichnet. Dementsprechend wuden sie diskriminiert, insbesondere in den Krankenhäusern. Dies traf vor allem die Französinnen, deren ärztliche Karriere in Frankreich ganz von einer guten klinischen Weiterbildung abhing. Verwunderlich bleibt für das Medizinstudium der Frauen der Rückstand des ressourcenreichen, grossen Paris gegenüber den relativ kleinen Universitäten von Zürich, Bern und Genf.

1.3.4 Grossbritannien

Der Eintritt der Frauen in das Medizinstudium hat sich in den USA, in Russland und in der Schweiz und Frankreich in sehr unterschiedlicher Form und unter ungleichen Bedingungen vollzogen. Ein wiederum neues Bild zeigt sich in Grossbritannien.[50] Hier hatten sich, beginnend schon im 18. Jahrhundert, wichtige Autorinnen und Autoren für die Sache der Frauen eingesetzt, so etwa Jeremy Bentham, Mary Wollstonecraft, John Stuart Mill, Caroline Norton, Marion Reid, Florence Nightingale, Emily Davis.[51] Sie wurden später Feministen genannt und waren wesentlich an der Veränderung des sozialen Klimas beteiligt. Es gab jedoch auch hier heftige Opposition gegen die

50 L. Garrett 1939, Bell 1953, C. Blake 1990, Bonner 1992, 120–137, Jex-Blake 1872.
51 S. Teil 2.

Emanzipation der Frauen und gegen ihr Eindringen in die Medizin.[52] Abgelehnt wurde weibliches Medizinstudium von grossen Teilen der Gesellschaft, der Ärzteschaft, der medizinischen Fakultäten und der Medizinstudenten. Grund dafür war, ähnlich wie in den USA oder Frankreich, nicht eine postulierte Minderbefähigung der Frau, sondern ihr Austreten aus ihrer „natürlichen", sprich viktorianischen, Sphäre. Höhere Bildung wurde als Bedrohung dieser Rolle betrachtet, und Feminismus galt in weiten Kreisen als Schreckgespenst. Eine Besonderheit in Grossbritannien wie auch in den Vereinigten Staaten bildete die Forderung nach Unterricht in nach Geschlecht getrennten Klassen, d. h. die strikte Ablehnung von Koedukation, bis zum Ende des 19. Jahrhunderts auch auf universitärem Niveau. Das Buch des Amerikaners Edward Clarke wurde auch auf den britischen Inseln heftig diskutiert, da es „wissenschaftliche", auf den Geschlechtsunterschieden gegründete Argumente gegen die Koedukation lieferte.[53] Das resultierende Schlagwort „separate but equal" wurde von den Befürwortern der Koedukation in „separate, i. e., unequal" umgemünzt.

Das Besondere an der Einführung des Frauenstudiums in Grossbritannien war, dass es zwei bedeutende junge Frauen waren, die mit einer kleinen Schar weiterer hoch motivierter Frauen den Weg zum Erfolg erkämpften. Die erste dieser Frauen war Elizabeth Garrett.[54] Sie hatte nach Praktika am Londoner Middlesex Hospital 1863 für ein Medizinstudium an den schottischen Universitäten von St. Andrews und Edinburgh angeklopft, wurde aber abgewiesen und bildete sich an Londoner Krankenhäusern weiter aus, um schliesslich 1870 in Paris zu doktorieren. Die andere Engländerin war die etwas jüngere Sophia Jex-Blake.[55] Sie begann ihre medizinische Laufbahn in Amerika, wo sie mit Elizabeth und Emily Blackwell in New York und mit Marie Zakrzewska in Boston medizinisch arbeitete und ausserdem ein Buch über die Bildungsmöglichkeiten der Frau in den

52 Burstyn 1980, Einl., Costas 1992, 125–131, Geyer-Kordesch/Ferguson 1995, 14–21, Sawyers 1982.
53 Clarke 1873, zur Koedukation dort Kap. IV. S. auch 1.3.1.
54 Später Elizabeth Garrett Anderson. S. Teil 3 und L. Garrett 1939, passim, Bell 1953, Kap. 4, Levin 1988, 112–122.
55 S. Teil 3 und Bell 1953, Kap. 4, Levin 1988, 112–122.

USA schrieb.[56] Auch hatte sie sich für ein Medizinstudium an der Harvard University beworben, wurde jedoch als Frau abgewiesen. Nach England zurückgekehrt, empörte es sie, dass man für ein Medizinstudium nach Zürich, Paris oder Amerika auswandern musste. Die medizinischen Fakultäten von London, Oxford und Cambridge wusste sie fest in Männerhand. So wandte sie sich, von Elizabeth Garrett unterstützt, nach Edinburgh, wo sie Helfer im Lehrkörper wusste. Und damit begann das, was man die vielfach beschriebene „Schlacht von Edinburgh 1869–1873" nennen kann.[57]

Diese wichtige Episode begann mit einer nicht ganz absoluten Absage in Edinburgh, nämlich mit dem Hinweis, dass es der Universität nicht zumutbar sei, eine einzige Frau separat zu unterrichten. Bald hatte Jex-Blake sechs weitere motivierte Kandidatinnen gefunden, und die sieben wurden dann in Edinburgh aufgenommen, allerdings unter der harten Bedingung, dass ihre Studiengebühren das Doppelte dessen betragen sollten, was für die männlichen Studenten galt. Die sieben Frauen erklärten sich zähneknirschend einverstanden, glücklich darüber, dass sie die Öffnung erzwungen hatten. Anfänglich ging alles gut: Die Professoren waren kooperativ, die Studenten wahrten den Anstand, und die sieben Studentinnen waren fleissig und kamen voran. Nach einem Jahr zeigte eine von ihnen, Edith Pechey, Bestleistung. Der Preis dafür, das Hope Stipendium, wurde jedoch dem Studenten mit der zweitbesten Note verliehen. Ein Sturm der Entrüstung brach los. Er erfasste bald weite Kreise und zog selbst Gegner des Frauenstudiums auf die Seite der Sympathisanten. Pechey erhielt nach Appellation ihren Preis, doch der Graben in Edinburgh hatte sich vertieft. Jex-Blake war durch den Erfolg mit dem Hope-Preis kühn geworden und verfasste eine Petition für Koedukation. Sie hatte kaum damit gerechnet, hier einen empfindlichen Nerv getroffen zu haben. Opposition schlug ihr entgegen, vor allem innerhalb der Universität. Dazu kam, dass das Royal Infirmary die Frauen nicht aufzunehmen bereit war, sodass ihre klinische Ausbildung in Frage gestellt war. Jex-Blake nahm den Kampf auf bis an die Grenze der

---

56 Jex-Blake 1867.
57 C. Blake 1990, part 3, Bonner 1992, 125–128, Levin 1988, 123–132, und insbesondere Jex-Blake 1872, 81 ff.

Legalität und ging vor Gericht. Ein Siedepunkt war erreicht und äusserte sich unter anderem in einer hässlichen Demonstration von Studenten gegen die Frauen, die sich mehr als nur Beschimpfungen gefallen lassen mussten. Nach endlosem Hin und Her mit Behörden und Gerichten erklärte die Fakultät den Beschluss von 1869, Frauen aufzunehmen, für illegal. Damit hatte nach vier Jahren das erfolgreiche Studium der Frauen keine Zukunft mehr und endete 1873 in einem Fiasko. Die meisten der sieben Studentinnen suchten auswärts einen Abschluss; Jex-Blake und Pechey doktorierten später in Bern.

Die „Schlacht von Edinburgh" war für die sieben Studentinnen eine schmerzliche Erfahrung und ein Misserfolg, für die Sache der Frauen in Grossbritannien jedoch ein wichtiger Durchbruch, der bald zu den ersten Erfolgen führen sollte. Die unerschrockene Vorkämpferin Jex-Blake verdient zweifellos Respekt, ist jedoch unter den Schlägen der Zurücksetzungen und Diskriminierungen zum „enfant terrible" geworden und hat damit vieles verscherzt. Es hätte vielleicht die Möglichkeit bestanden, durch besonnenes Handeln und politisches Geschick Edinburgh zum Erfolg werden zu lassen. Dies bleibt eine offene Frage.

Jex-Blake kehrte nach London zurück, nicht etwa als gebrochene Frau, sondern um sich mit Feuereifer in eine neue Aufgabe zu stürzen. Zusammen mit der schon erwähnten Elizabeth Garrett und der von Amerika nach London übersiedelten Elizabeth Blackwell arbeitete sie nunmehr an der Organisation einer Medizinschule für Frauen. Jex-Blake war eine nationale Berühmtheit geworden, Garrett war als erste Frau in die British Medical Association aufgenommen worden, und Blackwell war jedermann bekannt als erste Ärztin und Gründerin einer Klinik und Medical School in New York. Die drei bildeten ein herausragendes Trio.[58] Schon im folgenden Jahr konnte die London School of Medicine for Women eröffnet werden, und somit hatte Grossbritannien ab 1874 eine erste dauernde medizinische Ausbildungsstätte für Frauen; es war nach Zürich, Paris und Bern die vierte in Europa. In den folgenden 1870er Jahren überstürzten sich

---

58 Garretts Aufnahme in die British Medical Association entfesselte einen Sturm in der Ärzteschaft, sodass erst 1892 wieder eine Frau in die BMA aufgenommen wurde.

die Ereignisse: Das Royal Free Hospital in London öffnete sich für die neuen Medizinstudentinnen, ein neues Gesetz erlaubte den Frauen die Zulassung zu den medizinischen Examina und die University of London öffnete sich ebenfalls für Frauen. Die Zusammenarbeit zwischen Garrett und Jex-Blake in London erwies sich jedoch als problematisch; zu verschieden waren ihre Charaktere. Letztere schloss ihr Studium an der Universität Bern ab, doch wurde ihr danach eine Stelle an der London School of Medicine for Women verwehrt, worauf sie in Edinburgh das Hospital for Women and Children und eine weitere Medizinschule für Frauen gründete. Elizabeth Blackwell bekleidete für einige Jahre an der London School of Medicine for Women die Professur für Gynäkologie, und Garrett war von 1883 bis 1896 Dekanin dieser Schule. Alle drei Pionierfrauen erlebten 1894 noch die Öffnung der schottischen Universitäten für Frauen und 1901 die Erhebung ihrer Londoner Schule zum College der University of London.[59] Die 1890er Jahre brachten die Öffnung weiterer Universitäten in England, jedoch mit nur zögerlicher Einführung der Koedukation, so auch in Edinburgh erst 1916. Die alten Universitäten von Oxford und Cambridge bequemten sich erst zur Zeit des Ersten Weltkriegs zur Aufnahme von Frauen.

1.3.5 Deutschland und die Reaktion

Die Wege von Frauen zum Medizinstudium von Frauen in den bisher dargestellten Ländern weisen beträchtliche Unterschioede auf, in Deutschland jedoch galt bis 1900 einheitlich: Das Studium von Frauen ist verboten! Dies bedeutet allerdings nicht, dass man das 19. Jahrhundert in Deutschland in dieser Betrachtung übergehen könnte, denn nirgends sonst wurde die Debatte pro und contra so erbittert geführt, wurde eine so grosse Palette von Argumenten diskutiert. So bietet denn eine Betrachtung der Situation in Deutschland die beste Gelegenheit einer Beschäftigung mit der Opposition zum Frauenstudium, welche hier bei der Besprechung der übrigen Länder vernachlässigt wurde.

---

59 Schottische Universitäten: Edinburgh, St. Andrews, Glasgow, Aberdeen.

Deutschland in den 1850er Jahren: Das war ein Obrigkeitsstaat mit nach den Ereignissen von 1848 besonders starken Repressionen. Das in Amerika aufkommende Studium der Medizin von Frauen dürfte kaum zur Kenntnis genommen worden sein, es sei denn als exotisch, als „typisch amerikanisch", nicht in die eigene Kultur passend. Im Gegensatz zu Amerika war aber gerade die deutsche Medizin in den letzten Dezennien des Jahrhunderts in grossem Aufschwung begriffen, so sehr, dass ausländische Mediziner in Scharen nach Deutschland kamen, um zu lernen. Erst als um 1870 an deutschsprachigen Universitäten im kleinen Nachbarland Schweiz das Frauenstudium eingeführt wurde, entzündete sich die Debatte, die sich über Jahrzehnte hinziehen sollte.

Da es in Deutschland zwischen 1850 und 1900 zum Frauenstudium nur Debatten und keine Erfolge gab, soll hier das Klima und die Atmosphäre, in der diese Diskussionen geführt wurden, zur Sprache kommen. Dazu eignen sich in besonderem Masse literarische Zeugnisse aus diesem halben Jahrhundert. Auf die grosse Menge an Sekundärliteratur aus dem späten 20. Jahrhundert soll am Ende dieses Kapitels eingegangen werden.

Ein erstes, viel zitiertes Beispiel, das den Kampf gegen das Medizinstudium der Frauen illustriert, stammt vom Münchener Anatomen Theodor von Bischoff und trägt den neutralen Titel „Das Studium und die Ausübung der Medicin durch Frauen".[60] Es versucht, wie etwa das gleichzeitig erschienene Buch des Amerikaners Clarke, einen Teil der gegen das Studium der Frau vorgebrachten Argumente „wissenschaftlich" zu begründen. So sei etwa das Gerede von den gleichen Fähigkeiten der Geschlechter abwegig im Lichte der Unterschiede von Schädelgrösse und Hirngewicht, von Konstitution und Befähigung. Daher sei die Frau für das Studium der Wissenschaften, insbesondere der Medizin, nicht geeignet und den Schwierigkeiten des Studiums des menschlichen Organismus, seiner physikalischen und chemischen Prozesse, nicht gewachsen. Dies gelte auch für die praktischen und technischen Seiten des Studiums. Dazu komme, so Bischoff, dass etwa der Unterricht in Anatomie und Physiologie, man

---

60   Bischoff 1872, passim. Diese Schrift ist gegen das „Experiment Zürich" gerichtet.

denke an die Untersuchung von Geschlechtsorganen, das weibliche Zartgefühl verletze. Weiterhin spreche gegen das Studium der Frau ihre Reduziertheit während der Menstruation. Im Studium bilde die Anwesenheit des anderen Geschlechts eine Gefahr, und zwar für beide Geschlechter. Einzig in der Krankenpflege wird der Frau eine Überlegenheit zugestanden. Bischoffs Argumente von Schädelgrösse und Hirngewicht waren anachronistische Fortsetzungen der Kraniologie des 18. Jahrhunderts, und die übrigen Argumente repräsentieren das tradierte Rollenbild der Frau, das bedroht war, und die daraus resultierenden Ängste vor der maskulinen Frau.[61]

Eine Entgegnung zu Bischoff erfolgte unmittelbar durch Victor Boehmert, Professor in Zürich.[62] Er wies auf die Erfahrungen in Zürich und Amerika hin, auf die sich verändernden sozialen Gegebenheiten, und stellte insbesondere fest, dass das „Experiment Zürich" als voller Erfolg bezeichnet werden müsse.

Ein ebenso berühmter „Klassiker" wie Bischoff ist Paul Julius Möbius' Buch mit dem provokativen Titel „Über den physiologischen Schwachsinn des Weibes".[63] Es handelt sich nicht, wie man vermuten könnte, um eine misogyne Schmähschrift, sondern um eine ernst gemeinte Abhandlung des Neurologen und Geschlechterforschers Dr. med. Dr. phil. P. J. Möbius. Das ausserordentliche Interesse, das diese Schrift gefunden hat, unterstreicht die Tatsache, dass sie von 1900 bis 1922 in zwölf Auflagen gedruckt wurde. In den sechs Kapiteln argumentiert der Autor wie folgt:

1. Schwachsinn wird nicht psychiatrisch definiert, sondern bezeichne lediglich die geringere geistige Befähigung der Frau.
2. Zur Charakterisierung der Geschlechtsunterschiede gehöre, dass die Frau körperlich und geistig ein Mittelding zwischen Kind und Mann sei, dass aller Fortschritt vom Mann ausgehe und die Frau unselbständig sei. Nicht das Gehirngewicht sei entscheidend, sondern die schlechtere Entwicklung der für das geistige Leben wichtigen Gehirnwindungen bei der Frau. Dies erkläre ihren Mangel

---

61 Fee 1979, § 1.
62 Boehmert 1872.
63 Möbius 1900, passim. Dazu Waldeck-Semadeni 1980, passim, Bickel 2001, 1922–1923.

an eigenem Urteil, Mangel an Kritik, auch ihre Suggestibilität. Ihre Moral sei unbewusstes Rechttun, also nur Gefühlsmoral ohne Begriffsmoral. Ihr Gesichtskreis gehe nicht über Kinder, Mann und Familie hinaus. Eifersucht, Eitelkeit und Mangel an Selbstbeherrschung erregten Stürme, denen kein moralisches Bedenken standhalte. Wäre die Frau nicht körperlich und geistig schwach, so wäre sie höchst gefährlich.

3. Mutterschaft sei der einzige Beruf der Frau; liesse es sich machen, dass die weiblichen Fähigkeiten den männlichen gleich entwickelt würden, so würden die Mutterorgane verkümmern, und wir würden einen hässlichen und nutzlosen Zwitter vor uns haben.
4. Die Frau lerne zwar gut, doch sei ihr das Erfinden und Schaffen neuer Methoden verwehrt. Die Wissenschaften hätten und würden von ihr keine Bereicherung erfahren. Weibliche Schlauheit sei kein Zeichen hoher Geistesgaben. Übermässige Gehirntätigkeit mache die Frau krank; je besser die Schulen würden, umso schlechter die Wochenbetten. Immer bleibe die Vermännlichung der Frau ein Unglück. Die Pflicht der Ärzte sei es, vor der Zulassung der Frauen zur Medizin zu warnen; die Zukunft werde von ihnen Rechenschaft fordern. „Alles musste befreit werden, und schliesslich auch die Frau. Die natürliche Frau will gar keine Freiheit. Sie kann nicht die Aufgaben erfüllen, die die Natur an zwei Geschlechter verteilt hat." Eine Frau, die nicht Mutter ist, habe ihren Beruf verfehlt.
5. Berufstätigkeit der Frau gibt es nur aus sozialer Not, doch sei sie bei unseren Verhältnissen nicht immer zu vermeiden. Ein Jammer sei sie allemal.
6. Zur Frauenbewegung meint Möbius, die eigentlichen Frauenfeinde seien die Feministen, die den Unterschied der Geschlechter aufheben möchten. Dies seien jedoch von Männern suggerierte Gedanken, ähnlich den Phantasten der Französischen Revolution. Man müsse diesen Männern klar machen, wie töricht der Feminismus sei, dass er von der Sucht nach Emanzipation geführt werde und dass die vermeintliche Freiheit zuletzt im Anarchismus ende. Das Heil müsse von der Einsicht des Mannes erwartet werden, der dem Weibe klarmache, er wolle von einer unbedingten Freiheit des Weibes nichts wissen. Mache der Mann damit Ernst, dann sei es aus mit der Frauenbewegung.

Dies in Kürze die sechs Kapitel der Botschaft von Möbius, welche die Debatte um das Frauenstudium in Deutschland so treffend zusammenfasst. Der Autor geht also von den „naturgegebenen" Geschlechtsunterschieden aus, um die einzige Bestimmung der Frau festzulegen und alles andere als Entartung abzutun. Sein Buch beschwört noch einmal das alte Rollenmodell der Frau; es ist ein Abgesang nach 4000 Jahren patriarchalischer Rollenzuschreibung und Gesellschaftsstruktur.

Könnte Möbius als ein Ideologe abgetan werden, so haben andererseits auch praktische Ärzte wie Henius gewarnt.[64] Dieser Autor argumentiert ähnlich wie Möbius und schliesst mit den Worten: [Im Interesse der Frau] „müssen wir mit allen Kräften dahin streben, dass die Frau nicht durch Einschlagen falscher Bahnen von den Bestrebungen abwendig gemacht wird, wodurch sie uns das Leben veredelt und unser Dasein versüsst."

Die Warnungen vor dem Studium der Frauen fanden auch nach 1900 kein Ende. Wenige Jahre bevor mit Mecklenburg 1909 das letzte der deutschen Länder sich öffnete, äusserte sich der Berliner Medizinhistoriker Julius Pagel in seiner Vorlesung zum Frauenstudium.[65] Er bezeichnet ein solches als Perversität und wünscht sich: „Hoffentlich gehört die ganze absonderliche Bewegung, die in Amerika und Russland besonders kräftigen Boden gefunden hat […], recht bald der Vergangenheit an."

Bedeuteten die schweizerischen Universitäten eine Hoffnung für viele Frauen, so dienten sie den Gegnern auch zur Herstellung von abstossenden Bildern und Gerüchten, von revolutionären Russinnen und von sittlich gefährdeten deutschen Studentinnen. Mathilde Weber war eine Deutsche, die sich ein eigenes Urteil bilden wollte und einen Bericht über ihren Besuch in Zürich verfasste.[66] Sie findet dort keine Spur der von den Gegnern verbreiteten abenteuerlichen Überzeichnungen, die sie als Karikatur auf die frühen russischen Studentinnen bezeichnet. Sie findet im Gegenteil gutes Benehmen und schickliche Kleidung der Studentinnen, die oft in klösterlicher

64 Henius 1895, 615.
65 Pagel 1905, 45.
66 Weber 1888, passim.

Einsamkeit leben, ebenso wie achtungsvolles Benehmen der Studenten. Insgesamt bezeichnet Weber das „Experiment Zürich" als Beitrag zur Lösung der Frauenfrage und Hoffnung für Deutschland.

Auf dem Höhepunkt der Debatte in Deutschland hat Arthur Kirchhoff 1897 das Ergebnis einer Umfrage zum Frauenstudium publiziert.[67] Darin äussern sich 131 Professoren aller Fachgebiete, Lehrer, Schriftsteller und ausländische Experten in der Form von Gutachten. Im Vorwort äussert sich der Herausgeber der Studie wie folgt: Ausgangspunkt der Umfrage seien Berichte über aus Hörsälen gewiesene Frauen und erlittene Beschimpfungen. Die Umfrage wolle aus vielen Blickwinkeln Gründe für und gegen das Frauenstudium sammeln. Mehrere der Professoren waren füher in Zürich oder Bern tätig und hatten praktische Erfahrung. Die pro-Stimmen hätten in letzter Zeit zugenommen und seien in der Mehrzahl. Die contra-Stimmen schienen gegen die Zeit zu kämpfen und seien oft auf das traditionelle Frauenbild gerichtet. Kirchhoff als Herausgeber ist deutlich Befürworter des Frauenstudiums, betont die Bedeutung der Frauenbewegung, ist jedoch gegen die Koedukation.

Der Kirchhoff-Bericht enthält zahlreiche Argumente, die mit dem Bild der Frau zusammenhängen, hier jedoch nicht wiederholt werden sollen. Vielmehr sind einzelne weitere genannte Aspekte von Bedeutung wie etwa die folgenden. Zahlreiche Befragte fügen ihren befürwortenden oder ablehnenden Ansichten Einschränkungen bei, z. B. Studium nur ohne Koedukation, Aufnahme von Frauen nur mit Zustimmung des Dozenten, Einführung vorerst nur versuchsweise an kleineren Universitäten, ärztliche Tätigkeit nur in Obstetrik, Gynäkologie, allenfalls Pädiatrie oder gar nur für medizinische Hilfsarbeiten unter Aufsicht. Auch bestehe gar kein Bedürfnis nach weiblichen Ärzten. Befürchtet wird ferner Einbusse an Würde der Frau, Gefahr für ihre Gesundheit, Überfüllung der Institutionen, Senkung des Niveaus des Unterrichts, Verluste bei wichtigen nicht-akademischen weiblichen Berufen und sogar Verkleinerung des Heiratsmarkts für Männer. Zu den grundsätzlichen Argumenten gegen das Medizinstudium der Frauen gehörten sicher die folgenden:

---

67 Kirchhoff 1897, passim.

- Ärzte waren immer Männer
- Frauen fehlt die Vorbildung zum Studium[68]
- Frauenstudium ist Anliegen der Sozialisten und der Arbeiterpartei
- Frauenstudium ist ausländischer Import (USA, Russland)

Wichtiger als für die Unzahl von Gründen für oder wider das Studium von Frauen erscheint der Kirchhoff-Bericht als Fundgrube für eine systematische Aufgliederung der Argumente. Auch zahlreiche Autoren ab dem späten 20. Jahrhundert haben sich mit den Gegenargumentationen und ihrer Systematisierung befasst.[69] Im Folgenden seien vier Gruppen von Argumenten vorgeschlagen, unter welchen die meisten Gründe für oder gegen das Frauenstudium subsumiert werden können.

1. Physische und psychische Eignung der Frau
   Meist nach dem alten Rollenbild der Frau; auch intellektuelle und moralische Defizite. Schutz der Frau vor „Entwürdigung".
2. Juristische Argumente
   Reglemente, z. B. in Deutschland Verbote von Abitur, Immatrikulation, ärztlicher Tätigkeit, politischer Betätigung. Jus-Studium könnte bedeuten, dass eine Richterin über Männer zu richten hat.
3. Sozio-ökonomische Argumente
   Neue Frauenberufe; notwendig oder wünschenswert. Berufsständische Folgen. Ärztinnen als Konkurrentinnen.
4. Erfahrungen Im Ausland

Hinter vielen der Gegenargumente standen Ängste. Die Emanzipation der Frau wurde vielfach als Beginn einer Revolution angesehen, welche das ganze Gefüge der Gesellschaft zum Einsturz bringen könnte. Dazu kamen allgemeine Veränderungsängste, konkret etwa die Befürchtung, dass zukünftige Ärztinnen sich als Abtreiberinnen betätigen würden und insbesondere Ängste der Männer vor Verlust von Stellung, Macht und Privilegien, auch vor einem weiblichen Komplott, wodurch Frauen omnipotent werden könnten.

---

68 S. 1.4.
69 Bleker 1998, 17–30, Bonner 1992, 101–119, Costas 1992, passim, Flügge 2003, passim, Hollmann 1976, passim, Poirier/Nahon 1980, passim.

War die Beschäftigung mit dem Bild der (viktorianischen) Frau omnipräsent, so begann eine Analyse der gleichzeitigen Männergesellschaft erst im 20. Jahrhundert.[70] Die patriarchalische Gesellschaftsstruktur beruhte auf langer, nicht in Frage gestellter Tradition. In ihr gab es Codices wie die geschlechtliche Zuweisung von Berufen, so etwa die maskuline Kultur der Medizin. Einflussreiche Männer besetzten ein soziales Netzwerk. Gleichzeitig ging in der Oberschicht ein männlicher Ehrenkodex seinem Ende entgegen: Männer unter sich trafen sich in Vereinen, Berufsgesellschaften, Clubs; in letzteren herrschte die Trias von Trinken, Rauchen und Erzählen von Witzen aus der Sexualsphäre vor. Auf die Spitze getrieben war dieser Männlichkeitskult in den Burschenschaften der universitären Subkultur mit ihren Traditionen und Ritualen. Dagegen war kameradschaftlicher oder kollegialer Umgang der Geschlechter miteinander noch kaum bekannt. Im Lichte von den Frauen zugeschriebenen Eigenschaften sind Untersuchungen von besonderem Interesse, die unter dem Titel „Schwachstellen der männlichen Abwehrfront" publiziert worden sind.[71] Darin wird gezeigt, dass z. B. Neurasthenie eine typische Männerkrankheit war und dass mehr damit behaftete Männer als Frauen bei Neurologen oder in psychiatrischen Institutionen in Behandlung waren.

In den 1890er Jahren war in den meisten europäischen Ländern das Medizinstudium der Frau eingeführt und nur noch selten diskutiert, während die Debatte in Deutschland erst ihrem Höhepunkt entgegenging. So bat die Redaktion der wichtigsten medizinischen Fachzeitschrift einen amerikanischen Professor um Mitteilung seiner Erfahrungen.[72] Dieser äusserte sich überaus positiv zum Frauenstudium und betonte die guten Folgen der Koedukation für die Studenten, die durch weniger Lärm und mehr Gesittung und Arbeitseifer auffallen. Dem Schreiber unverständlich war die deutsche Sentimentalität derjenigen Gegenargumente, die im Interesse der Frau sein sollen.[73]

70 Bleker 1998, 17–30, Costas 1992, passim, Nye 2009 , passim.
71 Hofer 2003, 45–56.
72 Deutsche Medizinische Wochenschrift.
73 Jacob 1896, 401–403.

Befürworter des Frauenstudiums wandten sich in den 1890er Jahren mehrmals mit Petitionen an den Deutschen Reichstag.[74] Ziel dieser Petitionen waren die Rechte der Frau auf Abitur, Immatrikulation und Ausübung der akademischen Berufe; allein diese Bitten der Frauenverbände lösten im Saal nur Heiterkeit aus. Sogar das Argument, dass Frauen, Schüler, Lehrlinge, Kriminelle und Geisteskranke in ein und derselben Kategorie von Rechtlosen seien, vermochte im Reichstag nichts auszulösen. Schon 1879 hatte die Versammlung Deutscher Naturforscher und Ärzte beschlossen, keine Frauen aufzunehmen. Der stärkste Widerstand aber ging wohl von den medizinischen Fakultäten aus. Den wenigen in den USA oder der Schweiz ausgebildeten und in Deutschland praktizierenden Medizinerinnen wurde die Approbation verweigert, was bedeutete, dass der Titel „Arzt" nur mit in Deutschland erfolgter Ausbildung erworben werden konnte. Dies wiederum bedeutete, dass auswärts diplomierte Ärztinnen in Deutschland als Heilerinnen oder Kurpfuscherinnen praktizieren mussten.[75]

Die Reaktion gegen das Frauenstudium und damit der Kampf gegen die neue Zeit kamen auch in Deutschland an ein Ende. 1900 gewährte Baden als erstes der deutschen Länder – 50 Jahre nach den Vereinigten Staaten – den Frauen das volle Recht auf Immatrikulation an seinen Universitäten Heidelberg und Freiburg. Damit begann nach Boehm eine neue Epoche der deutschen Universitätsgeschichte.[76] Auch Österreich erlaubte im selben Jahr nach langem Widerstand den Frauen das Universitätsstudium.[77] In Deutschland legten schon bald die ersten Frauen das medizinische Staatsexamen ab, und von 1903 bis 1909 öffneten sich alle deutschen Länder den Frauen, zuletzt Preussen und Mecklenburg.[78] In Preussen allerdings durften Dozenten noch weitere zehn Jahre Frauen von ihren Vorlesungen ausschliessen. Schon 1914 zählte man in Deutschland über

74 Albisetti 1988, Bleker 1998, 17–30, Costas 1992, 116–121.
75 Z. B. Henriette Hirschfeld, Emilie Lehmus, Franziska Tiburtius. Siehe Tiburtius 1929, passim, und Teil 3.
76 Boehm 1958, 396–402. Die Türkei hatte das Frauenstudium schon 1894 eingeführt, Bleker 1996, 396.
77 Lesky 1975.
78 Württemberg, Sachsen, Thüringen, Hessen, Elsass-Lothringen, Preussen, Mecklenburg.

1000 Ärztinnen, und bald hatte ihr Anteil denjenigen der meisten europäischen Länder erreicht.

1.4 Vergleichende Betrachtungen

Mit der Einführung des Frauenstudiums wurde in den Vereinigten Staaten mit einigem Vorsprung eine ganz neue Entwicklung eingeleitet und dabei ein eigenständiger Weg beschritten, der sich wesentlich von den späteren Wegen in Europa unterscheidet. Diese Eigenständigkeit beruht auf dem politischen und sozialen System der USA seit ihrer Gründung 1776. Das föderalistische System zusammen mit Freiheit und Toleranz förderten ein Klima des laissez faire, in dem Eigeninitiative und Selbsthilfe gedieh. Für unsere Betrachtungen waren drei Jahre entscheidend: 1776 Gründung der unabhängigen Republik mit gleichen Rechten für weisse Männer; 1865 gleiche Rechte für alle Männer (13. Verfassungszusatz); 1920 gleiche Rechte für die erwachsene Bevölkerung (19. Verfassungszusatz). Die sich aufdrängende Frage, warum das Studium der Frauen zuerst in Amerika realisiert wurde, versucht Shryock folgendermassen zu beantworten:[79] Die meisten sozialen Bewegungen seien europäischen Ursprungs, nicht aber der Feminismus in der Medizin. Die ledige Frau sei in Amerika freier und unternehmender gewesen, und ihr Eintritt in die Medizin wurde vom frühen Feminismus und vom demokratischen Gedanken begleitet. Ausserdem seien in den angelsächsischen Ländern, nicht aber auf dem Kontinent, Frauen durch die (männlichen) Gynäkologen aus dem Hebammenwesen verdrängt worden.

Die Wahrnehmung der amerikanischen Entwicklung ist in Grossbritannien, mehr als auf dem Kontinent, festzustellen. So hat sich der Feminismus mit dem Kampf gegen die Sklaverei verbündet: Die Briten haben 1833 die Sklaverei in ihren karibischen Besitzungen abgeschafft, und wahrscheinlich ist die Abolition-Bewegung in Amerika erst dann in ihr akutes Stadium getreten. Im Kampf für das

79 Shryock 1966, 177–199.

Studium der Frauen haben sich britische und amerikanische Frauen verbündet; wichtige Pionierinnen beider Länder haben sich gekannt, getroffen und aktiv unterstützt.[80] Den beiden angelsächsischen Ländern gemeinsam ist auch die damalige Abneigung gegen die Koedukation bzw. ihre späte Einführung. Auf dem Kontinent wurde sie viel weniger diskutiert. Schliesslich ist als amerikanisches Problem die unterschiedliche Qualität der medizinischen Ausbildungsstätten einschliesslich der Universitäten zu nennen. Dies erklärt die Tatsache, dass zwar nach 1850 europäische Frauen an den neuen amerikanischen Medical Colleges for Women studierten, jedoch nach 1867 umgekehrt amerikanische Studentinnen zur besseren Ausbildung europäische Universitäten aufsuchten.

Die erstmalige Einführung des Medizinstudiums für Frauen in Amerika, die Monopolstellung für fast 30 Jahre und die mehrere tausend Ärztinnen zu einer Zeit, als es in Europa erst wenige waren, dies alles ist zweifellos beeindruckend, darf aber nicht darüber hinwegtäuschen, dass die USA bald von Europa überholt wurden.[81] Die amerikanische Entwicklung im 19. Jahrhundert verlangsamte sich, und nur allmählich öffneten sich Universitäten, wurde Koedukation eingeführt und verschwanden die ursprünglichen Medizinschulen für Frauen. Im frühen 20. Jahrhundert wurde Amerika selbst von Deutschland überholt: Der Anteil weiblicher Ärzte stieg etwa in Grossbritannien auf 25 %, in Russland sogar auf 75 %, während er in Amerika rückläufig war und um die 7 % betrug. Die amerikanischen Spitzenuniversitäten zeigten sich weiterhin resistent gegen die Aufnahme von Frauen: Es öffneten sich Harvard erst 1945, Princeton gar erst 1960. Mit Europa wurde die Situation in den USA erst gegen Ende des 20. Jahrhunderts vergleichbar.

Russland müsste eigentlich zu den Ländern mit später Einführung eines regulären Frauenstudiums gezählt werden, wenn es nicht schon frühe, zeitlich begrenzte Ansätze gegeben hätte. Dies hängt wiederum mit der autokratischen politischen und der volatilen sozialen Situation zusammen. Für die Entwicklung im Westen ist Russland vor allem als Reservoir von studierwilligen Frauen

---

80 Siehe Teil 3.
81 Bonner 1992 Kap. 7, Walsh 1977, Kap. 6, Rogers 2009, 207–210.

von Interesse. Sie waren auf der Suche nach einer medizinischen Ausbildung und mussten vielfach in westliche Länder emigrieren. Ihrem Druck ist die Öffnung der ersten europäischen Universitäten zu verdanken: Zürich, Paris, Bern, Genf. Hier wiederum gebührt Nadeschda Suslowa ein Ehrenplatz. Die Strategie und Persistenz dieser Frau haben dazu geführt, dass Zürich sich als erste Universität den Frauen geöffnet hat, worauf andere folgten und immer mehr russische und westliche Frauen zu Ärztinnen ausgebildet wurden. Mit den Russinnen begann auch die Migration von Studentinnen im grossen Stil, und sie haben auch wesentlich zur Emanzipation der Frauen beigetragen. Das „Wunder von Zürich" wiederum war natürlich nicht nur Suslowas Werk. Sie hat zwar die Behörden von Universität und Regierung zur Entscheidung gezwungen, und diese haben im Sinne von Suslowa entschieden, hätten aber auch anders gekonnt. Die Entscheidung wurde pragmatisch und in sorgloser Grosszügigkeit gefällt, auch auf dem Hintergrund der Tradition der Aufnahme verfolgter Revolutionäre. Die Einführung des Frauenstudiums in Zürich geschah ohne Diskussion um die grundsätzliche Befähigung der Frau und die Koedukation, in äusserst kampfloser Weise. In Amerika und Grossbritannien dagegen waren es aktive Bemühungen von Idealisten, in Frankreich der Glücksfall feministischer Entscheidungsträger, in Russland und Deutschland obrigkeitlicher Befehl. Es mag so aussehen, als ob in der Schweiz ein besonders progressives oder frauenfreundliches Klima geherrscht hätte. Dies war mit Sicherheit nicht der Fall, wie die spätere Geschichte der politischen Rechte der Frau in diesem Land zeigt. Um 1920 konnte nach jahrzehntelangen Kämpfen in den meisten westlichen Staaten das universale Stimmrecht, mithin die politische Gleichberechtigung der Frau, eingeführt werden. Nicht so in der Schweiz, die sich bis 1971 einen erbitterten Kampf pro und contra „Frauenstimmrecht" leistete. Im Rückblick stellt man fest, dass die in diesen 50 Jahren in der Schweiz des 20. Jahrhunderts mit Vehemenz vorgetragenen Gegenargumente und Warnungen dieselben waren, die ein Jahrhundert früher anderswo gegen das Frauenstudium verwendet worden waren, wie die nachfolgende Liste zeigt.[82]

82 Von Roten 1958, Voegeli 1997, Mesmer 1988, 2007, Studer 2014, 179–195.

- Die Frau gehört ins Haus
- Frauen würden Mutterschaft und andere weibliche Pflichten vernachlässigen
- Schwächung des geistig-sittlichen Einflusses der Frau
- Einflüsse der Emanzen und Familienzerstörer
- Die Politik wird nicht besser
- Das Frauenstimmrecht als
    Idee der Sozialisten
    ausländischer Import
    teure Angelegenheit für den Mann bei Erfolg der Frau

Die Situation in Grossbritannien unterscheidet sich wiederum deutlich von derjenigen auf dem Kontinent oder in Amerika. Die Universitäten konnten über die Aufnahme von Frauen zwar frei entscheiden, doch liess der Medical Act von 1858 die Registrierung zur Ausübung der Praxis nur bei einem Studienabschluss in Grossbritannien zu. Dieses Gesetz verhinderte anfänglich, dass Frauen nach einem Studium im Ausland auf den Britischen Inseln praktizieren konnten. Als die Universität Edinburgh 1869 als erste Frauen (temporär) aufnahm, mochte sich ein Vergleich mit Zürich aufdrängen, doch die Realität sah anders aus. Statt einer stillen Einführung und dem relativ ruhigen Fortgang des Frauenstudiums wie in Zürich erlebte Edinburgh drei Jahre Skandal, Aufruhr und Gerichtsprozesse. Erst Jahre später führte die beherzte Aktion einer Frauengruppe aus England, Schottland und Amerika zum endgültigen Erfolg. Anders als in der Schweiz war dort auch der Jahrzehnte dauernde Prozess bis zur engültigen Einführung der Koedukation und zur Öffnung aller britischen Universitäten. Oxford und Cambridge, die beiden ältesten, waren die letzten – eine Bastion der Kultur der männlichen Elite.

Deutschland, das sich dem Frauenstudium besonders lang widersetzte und eine sehr intensive Debatte führte, ist zum Einblick in die Opposition und ihre Hintergründe besonders geeignet. Dies wiederum darf nicht darüber hinwegtäuschen, dass es diese Opposition, welche Familie, Öffentlichkeit und Universität betraf, in allen Ländern gab. Feminismus war in Deutschland weniger intensiv als etwa in den angelsächsischen Ländern, vor allem aber im Volk weniger akzeptiert und von den politischen Entscheidungsträgern als staatsgefährdend bekämpft.

In allen Ländern brachte die zweite Hälfte des 19. Jahrhunderts in unterschiedlichem Mass Fortschritte in der Umwandlung des traditionellen Rollenbilds der Frau, in der Emanzipation der Frauen und in der Einsicht, dass die als unumstösslich geltenden sittlichen und professionellen Normen von Männern gemacht waren. In allen Ländern wurde jedoch die Bewegung der Frauen an sich und der Drang von Frauen nach Eintritt in die Medizin auch von einer zunehmenden Zahl von Männern unterstützt, z. T. von solchen in Schlüsselpositionen.

Ein überaus wichtiges Problem in allen Ländern war mangelnde Vorbildung der frühen Medizinstudentinnen. Bis weit ins 19. Jahrhundert gab es keine Mädchengymnasien oder entsprechende höhere Schulen für Mädchen; allenfalls gab es vorbereitende Schulen für Lehrerinnen, einem der wenigen Frauenberufe für den Mittelstand. Die mangelnde Vorbildung von Studentinnen konnte also nicht frühzeitig behoben werden, weil es keine entsprechenden Schulen gab; ein verhängnisvoller circulus vitiosus.[83] Schliesslich war die Geschichte des Frauenstudiums im 19. Jahrhundert fast ausschliesslich eine solche der Medizin. Im Gegensatz zu dieser bereiteten die beiden anderen alten Fakultäten der Theologen und Juristen auf kirchliche oder staatliche Ämter vor (Priester, Richter), nahmen also keine Frauen auf, weil ihnen nach dem Studium ein Amt verwehrt gewesen wäre.[84]

Zur Geschichte der Studentinnen der ersten Jahrzehnte gehören ihre Migrationen. Schon im Mittelalter zogen Studenten in Europa in Scharen den renommierten Universitäten nach. In der Neuzeit wanderten amerikanische Mediziner auf der Suche nach der besten Ausbildung nach Edinburgh, dann nach Paris und schliesslich nach Deutschland. Auf die weibliche Migration der Jahre nach 1850 hat vor allem Bonner aufmerksam gemacht.[85] In den Jahren 1850 bis 1865

---

83 Bachmann 1990, Bleker 1996, 396–402, Costas 1992, 115–146, Kirchhoff 1897, passim.
84 Flügge 2003, 12–16.
85 Bonner 1992, 57–80.

gibt es einen noch bescheidenen Zug von europäischen Frauen nach USA, da in Europa ein Medizinstudium noch nicht möglich war. Die grosse Migration fand anschliessend statt, als die ersten europäischen Universitäten offenstanden (Figur 1). Den zahlenmässig grössten Strom bildeten die Russinnen, die an die schweizerischen und französischen Universitäten drängten. Zahlreiche deutsche Frauen, die so lange in der Heimat nicht studieren durften, kamen ebenfalls in die Schweiz, die auch aus sprachlichen Gründen bevorzugt wurde. Vor 1880 suchten auch Frauen aus Grossbritannien in der Schweiz oder Frankreich ihre Möglichkeiten. Schliesslich gab es die Migrationen von USA nach Europa, begründet dadurch, dass für zahlreiche Amerikanerinnen ein qualitativ gehobenes Studium an einer einheimischen Universität noch nicht möglich war.

Figur 1. Migrationen von Studentinnen für ein Medizinstudium nach 1865. Von Deutschland und Russland bis 1900; vor 1865 auch von Europa nach USA.

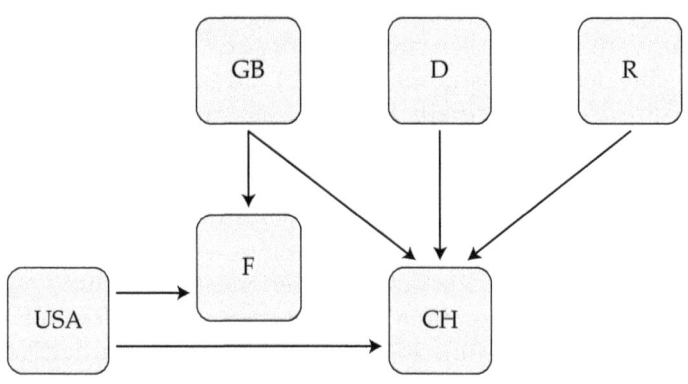

Zum internationalen Vergleich des Frauenstudiums hebt Costas die folgenden Punkte heraus:[86]

- Kulturbedeutung der akademischen Ausbildung. Machtfaktoren.
- Stand der Professionalisierung.

86 Costas 1992, 137–139.

- Existenz demokratischer Prinzipien.
- Unterschiede in der Entwicklung.
- Sonderweg Deutschland?
-- Pionierrolle der Schweiz hat Deutschland beeinflusst.

Der Eintritt der Frauen in die Medizin im 19. Jahrhundert ist ein historischer Prozess, den wir im 21. Jahrhundert aus abgeklärter Distanz betrachten. Dabei drängen sich etwa folgende Feststellungen auf: Bei der Charakterisierung dieses historischen Prozesses versuchen wir ihn zuerst einzugrenzen und stellen fest, dass er im Gefolge der Aufklärung und der politischen und sozialen Umwälzungen nach der Amerikanischen, Französischen und industriellen Revolution entstanden ist und mit den beiden Weltkriegen im Wesentlichen zum Abschluss kommt. Das 19. Jahrhundert ist soziales Experimentierfeld und ist besonders durch Befreiungsbewegungen im Zeichen der Menschenrechte gekennzeichnet. Eine für unser Thema wichtige Befreiungsbewegung bildet zweifellos der Feminismus, konkretisiert in den Frauenrechtsbewegungen. Weitere Bewegungen und Strömungen, etwa der konservative Antifeminismus, kämpften um Anerkennung und Durchsetzung, einige mit Erfolg und Bestand, andere ohne Erfolg und ohne deutliche Spuren hinterlassen zu haben. Welche Strömung erfolgreich und welche erfolglos sein wird, ist in ihren Anfängen nicht erkennbar, bildet jedoch eines der wichtigsten Probleme jeder Gegenwart. Der Eintritt der Frauen in die Medizin wurde von idealistischen Kräften gefördert und von traditionellen Kräften bekämpft. Heute wissen wir, welche Seite den Sieg davongetragen hat, und wir glauben zu wissen, dass es so gekommen ist, weil die Idee zukunftsträchtig war und sich in einen grossen Fluss der Geschichte einbetten lässt. Diese letztere Ansicht ist allerdings ein Urteil aus unserer späteren Zeit, ist sogenannter Präsentismus, in der modernen Geschichtswissenschaft zu Recht verpönt. Vielmehr gilt es, uns in die damalige leidenschaftlich geführte Debatte einzubringen ohne Kenntnis der damaligen Zukunft. Ob das wirklich möglich ist, bleibe dahingestellt, doch der Versuch ist wichtig, wenn es um echtes Verständnis des damaligen Geschehens geht. Die Projektion in die Gegenwart würde bedeuten, bei heutigen Debatten einzelne Strömungen in ihrer Zukunftsträchtigkeit zu erkennen, oder aber als kurzfristige Modeerscheinung oder Unsinn abzulehnen. Beide Möglichkeiten, die progressive wie auch die konservative Alternative könnten sich als von Bestand und Zukunft erweisen.

Wie auch immer wir in der Debatte um den Eintritt der Frauen in die Medizin nach Verständnis suchen, Tatsache bleibt, dass es sich hier um ein brisantes Lehrstück der Geschlechtergeschichte (gender history) handelt, ebenso sehr aber auch um die Geschichte von Mentalitäten, insbosondere den Wandel von Mentalitäten. Dieser bildet ein Faszinosum der Sozialgeschichte.

2. Feminismus und Frauenrechtsbewegungen in Amerika und Europa

2.1 Feminismus

Der Eintritt der Frauen in die Medizin in der zweiten Hälfte des 19. Jahrhunderts war nicht nur eine Neuheit, sondern geschah gegen eine starke Opposition. Was brachte Menschen dazu, sich solchen Herausforderungen zu stellen, sich in die soziale Isolation zu begeben? Woher nahmen diese Frauen die Motivation, woher die Kraft zur Erreichung ihres Ziels? Erst waren es einzelne, dann waren es viele. Es musste eine verbindende Idee geben, welche die zahlreichen Frauen in vielen Ländern zu motivieren und zu befeuern vermochte. Viele Neuerungen hatte die Zeit um 1850 schon gebracht, insbesondere soziale Veränderungen im Zug der fortschreitenden Industrialisierung. Unverändert war jedoch die Stellung der Frau in einer streng patriarchalischen Gesellschaftsordnung. Hier öffnete sich immer stärker der Graben zwischen dem Bezug zu den Ideen der Aufklärung und der Realität. Die Aufklärung hatte zur Abschaffung des Feudalsystems geführt und hatte politisch viele Männer aus ihrem Abhängigkeitsverhältnis befreit. Sollte jetzt nicht die Befreiung der Frauen erfolgen, eine Befreiung aus einem sozial, bildungsmässig und politisch rechtlosen Zustand? Die in diese Richtung zielenden Ideen, erst vereinzelte, dann konzertierende, hat man später Feminismus genannt, damals sprach man von der „Frauenfrage". Einmal anerkannt, konkretisierten sich diese Ideen zu Frauenrechtsbewegungen. Es war der Beginn eines langen Prozesses, der auch im 21. Jahrhundert noch nicht zum Abschluss gekommen ist. Im Folgenden stehe daher ein einführender Abriss des frühen Feminismus (erste Phase, 19. Jahrhundert).

Ausgangspunkt bildete die Stellung der Frau. Spätere Feministinnen wie Simone de Beauvoir (siehe Kasten 1) haben die Geschichte der

Kasten 1. Simone de Beauvoir: *Le deuxième sexe.* Paris 1949.

Einige ihrer Gedanken (Exzerpt): Der Mann als das Absolute, die Frau als das Andere. Woher kommt die Unterwerfung der Frau? Einst waren es Herren und Sklaven, doch der Mann blieb Herr und konsolidierte die männliche Herrschaft. Emanzipation der Frauen wurde von den Männern als Bedrohung empfunden. Was ist die „wahre" Frau? Arbeiter und Frauen waren stets Unterdrückte. Die männliche Muskelkraft, einstiges Machtmittel, ist bedeutungslos geworden
Zur Geschichte der Frau:
Die Frau in den primitiven Gesellschaften. Männer als unabhängige Subjekte. Ein eigentliches Matriarchat gab es nicht. Die Kodifizierung des Patriarchats. Die Frau als Sklavin, als Privateigentum. Im Altertum gab es die rechtsfähige Frau in Ägypten, die Frau als Sklavin im Orient. In Griechenland gab es Frauen in der Sklaverei, einzelne gebildet und emanzipiert. Im Mittelalter und in früher Neuzeit eine Fortdauer des Patriarchats. Im ancien régime hatten nur die Frauen der arbeitenden Klassen eine gewisse Selbständigkeit. 1789 erschien neben der Déclaration des droits de l'homme auch Olympe de Gouges Déclaration des droits de la femme. Doch darauf folgten der reaktionäre Code Napoléon und die Restauration. Zu Beginn des 19. Jahrhunderts wurde die Frau schamloser ausgenutzt als die männlichen Arbeiter. Änderung brachte erst das spätere 19. Jahrhundert mit der industriellen Revolution. Kampf für und gegen die Emanzipation der Frauen und ihr Stimmrecht, um ihre Entlassung aus der Knechtschaft als gleichgestelltes menschliches Wesen. Ihre ausserhäusliche Arbeit führt in Unabhängigkeit. Die Zukunft der schöpferischen Frau nach ihrer Befreiung. Die Frau zwischen Vergangenheit und Zukunft.

Frau nachzuzeichnen versucht.[87] Auch vermutete vorgeschichtliche matriarchalische Gesellschaften wurden postuliert und schon vom (unfeministischen) J. J. Bachofen auf Grund geschichtlicher Zeugnisse zu erhellen versucht.[88] Die Geschichte der westlichen Welt war jedoch bis vor kurzem von der patriarchalischen Gesellschaftsstruktur beherrscht, welche der Frau eine klar definierte, untergeordnete und unselbständige Rolle zuweist, wenn sich auch immer einzelne Frauen, vor allem aus der Oberschicht, dieser Rolle widersetzt haben. Die Ideen

---

87 Beauvoir 1949. Eine modernere Geschichte der Frau s. Lerner 1993.
88 Bachofen 1861.

der Aufklärung mögen die Naturgegebenheit dieser Rolle in Zweifel gezogen haben, änderten jedoch noch wenig daran. Die von der Aufklärung beeinflusste Amerikanische Revolution mit ihrer Declaration of Independence von 1776 sprach von den „natürlichen Rechten" der Gleichheit der Menschen, doch wurden in der Verfassung die Frauen und die Sklaven „vergessen". In der darauf folgenden Französischen Revolution wurde in einem frühen Stadium der Frauen gedacht, doch in der Déclaration des droits de l'homme von 1789 ist „homme" im Sinn von Mann und nicht von Mensch gemeint. Tatsache ist, dass alle anfänglichen Ansätze einer Gleichstellung der Frau rasch wieder verschwanden und die Revolution eine Sache der Männer wurde und damit auch die (politische) liberté und die égalité (vor dem Gesetz).

Ein Dokument dieser post-revolutionären Reaktion, die weit in die Restaurationszeit wirkte, ist die Gesetzessammlung des Code Napoléon.[89] Aussagen und Schlussfolgerungen daraus sind etwa die folgenden:

- Absolute Herrschaft des Ehemanns über die Handlungen der Ehefrau.
- Schutzalter des Mädchens auf 13 Jahre beschränkt.
- Keine Bestimmung zum Verbot des Sklavenhandels.
- Verbot von Vaterschaftsuntersuchungen.
- Verdienst und Ersparnisse der Frau sind Eigentum des Manns.
- Die Mutter hat kein gesetzliches Recht auf ihre Kinder.
- Ehebruch der Frau berechtigt den Ehemann, sie zu töten.
- Die Frau ist von allen Bürgerrechten ausgeschlossen.

Bei allen Fortschritten der Rechtsstaatlichkeit verblieb die Familie als rechtsfreier Raum. Seit dem Ende des 18. Jahrhunderts erkennt man in der Geschichte der Frau zwei Züge: Zum einen den grossen Strom in der traditionellen Rolle der Unselbständigkeit, die sich im 19. Jahrhundert zum viktorianischen Frauenbild verstärkt; zum andern der kleine aber zunehmende Strom des frühen Feminismus, der aus dieser Rolle hinausführen will. Schon im 18. Jahrhundert hat es da und dort vereinzelte Frauen und Männer gegeben, die zur Emanzipation aufgerufen haben, aber noch wenig bewirkten. Dies

---

89 Lange/Bäumer 1901, 366 f., Scott 1996, passim, Burton 2007, 170.

gilt etwa für Mary Wollstonecraft (1759–1795) in England, deren Buch von 1792 (siehe Kasten 2) selbst in den angelsächsischen Ländern zwar wenig beachtet wurde, die jedoch als Mutter des Feminismus gelten kann.[90] Es ist ein früher Aufruf zur Emanzipation der Frau, beruhend auf der Gleichberechtigung zweier ungleicher Geschlechter. Insbesondere wendet sie sich gegen das traditionelle Rollenbild der Frau als Sklavin des Mannes und Zierde der Gesellschaft, etwa im Sinne Rousseaus, der die in der Öffentlichkeit tätige oder gar intellektuelle Frau verabscheute.[91] Das viktorianisch verfestigte Rollenbild der Frau bezog eine wichtige Legitimation auch aus der biblisch-religiösen Sphäre, insbesondere der mosaischen und paulinischen.[92] In der Tat gehörte zu den Argumenten etwa gegen das Medizinstudium der Frau auch deren „gottgewollte" Stellung in ihrer häuslichen Sphäre.[93] Die „viktorianische Frau" war natürlich Gegenstand der Darstellung im zeitgenössischen Roman und Drama sowie auch in der modernen Literatur der Geschlechterforschung.[94] Die bisher und im folgenden betrachtete Stellung und Geschichte der Frau im 19. Jahrhundert betrifft die Frau der sozialen Mittelschicht in ihrem häuslichen Dasein, allenfalls in ihrem Ausgreifen in Berufe wie Erzieherin und Lehrerin, schliesslich in das Wagnis Ärztin. Neben diesem bürgerlich-liberalen Strom der Frauengeschichte gab es jedoch den proletarisch-sozialistischen Strom der Arbeiterinnen der Unterschicht.[95] Queen bees und working bees. –

Unvereinbar mit den Ideen der Aufklärung war im 19. Jahrhundert die Tatsache von Sklavenhandel und Sklaverei. Appelle gegen den Sklavenhandel gab es schon im 18. Jahrhundert; sie führten u. a. zu einer zunehmenden Freilassung von Sklaven und der Abschaffung der Sklaverei in den britischen Kolonien in der Karibik und in den

90 Wollstonecraft 1792. Sie war Autorin mehrerer Werke, Mitglied einer radikalen Gruppe und Mutter von Mary Shelley.
91 Rousseau 1762, Lerner 1993, 211, Trouille 1997, passim, Lange 2002, passim.
92 Etwa 1. Kor. 11,3–9; 14,33–35, Tim. 2,8–15, Eph. 5,22–24, 1. Mos. 2,20–23, 3,16, 3,1–24. S. auch Lerner, Kap. 4,5,7, Flügge 2003, 12 f.
93 Kirchhoff 1897, passim.
94 Unter vielen andern etwa Millett 1970, passim, Burstyn 1980, passim, Russett 1989, passim, Kerber/de Hart 2000.
95 Braun 1901, passim, Fraiken/Neff 1929, passim.

Kasten 2. Mary Wollstonecraft: *A Vindication of the Rights of Woman.*
London 1792.

Ihre Botschaft (Exzerpt): Wir leben in einem Zeitalter der Menschenrechte; diese gelten für beide Geschlechter. Die alten Vorurteile müssen ersetzt werden durch ein neues Rollenverständnis der gleichberechtigten, unabhängigen Frau. Die gegenwärtige Rolle der Frau ist beklagenswert. Diese Rolle ist das Produkt der gegenwärtigen Erziehung. Das traditionelle Bild der Frau als das schöne, schwache, zu schützende Wesen muss der Vergangenheit angehören; die Frau kann mehr. Sie sei Gefährtin des Manns, nicht sein Besitz und Spielzeug. Die Frau definiere sich durch ihre Arbeit und Persönlichkeit, nicht durch ihren Partner. Sie verdient eine Bildung, die ihrer Stellung in der Gesellschaft entspricht. Dies ist wichtig, weil sie die Kinder der Nation erzieht. Auch sollen die Mädchen gleich und zusammen mit der männlichen Jugend geschult werden. Wenn den Frauen mangelnde Schulung und Bildung vorgeworfen wird, beruht dies nicht auf Geistesschwäche des Geschlechts, sondern darauf, dass ihnen die Männer den Zugang zu Bildung vorenthalten. Gleiche Grundrechte für Frauen und Männer. Das Ziel der Frau sei die Verbesserung der Zivilisation.

Nordstaaten der USA. Die Bewegung zur Abschaffung der Sklaverei erstarkte vor allem in den 1830er Jahren in den angelsächsischen Ländern unter dem Begriff der „abolition". Auf beiden Seiten des Atlantiks kam es zur Bildung von sogenannten abolition societies. Es ist kein Zufall, dass der Feminismus die Ähnlichkeit der Situation der Frauen und der Sklaven erkannte, sich mit den Abolitionisten verbündete und dass um 1840 seine Führerinnen den abolition societies beitraten.[96] Ein starkes Element in der Befreiung sowohl der Sklaven als auch der Frauen waren die Quaker. Bezeichnenderweise liessen sie schon seit dem 17. Jahrhundert Frauen als Prediger zu.

Zu den frühen Feministen gehört der irische Sozialreformer William Thompson (1775–1833), dessen Buch schon 1825 erschienen ist und den bemerkenswerten Titel trägt: *Aufruf der einen Hälfte der Menschheit, der Frauen, gegen die Anmassung der anderen Hälfte, der*

---

96 Dubois 1978, passim, Geyer-Kordesch/Ferguson 1995, passim, Kaufman 1976,passim, Lange/Bäumer 1901, Kap. GB und USA, J. S. Mill 1869, Kap. 1 u. 2, Russett 1989, 7 f., Schirmacher 1905, Einl., Kerber/de Hart 2000.

Kasten 3. Marion Reid: *A Plea for Woman*. Edinburgh 1843.

Inhaltsverzeichnis (mit Erweiterungen)
I Einleitung (Barbarische Gesetze. Gesetzesgleichheit. Vernünftige Argumente statt verächtlichem Spott)
II Einfluss der Frau (Seine Macht. Zwei Irrtümer: Weiblicher Einfluss genügt. Kein männlicher Einfluss vorhanden)
III „Sphäre der Frau" (Zitate. Mehr als häusliche Pflichten. Soziale und intellektuelle Gleichheit. Arbeit für den Lebensunterhalt. Mehr berufliche Möglichkeiten)
IV Geschäftliche und häusliche Pflichten (Unterschätzung von Haus und Erziehung. Männliches Handwerk)
V Forderung der Frau von gleichen Rechten (Privatrecht. Gerechte Gesetze. Angemessene Bildung. Jeremy Bentham. Sklaverei. Klassen-Gesetzgebung. Vertretung im Parlament. Absurdität von weiblicher Dominanz. Kraft von Muskeln und Geist)
VI Prüfung der Einwände (Fehlen der wichtigen Freizeit neben häuslichen Pflichten. Weibliche Zartheit und Anstand würden leiden. Keine Aufnahmefähigkeit für politisches Wissen. Dies alles hatte unter dem gegenwärtigen System keine Gelegenheit, erprobt zu werden)
VII Einwände zu „Rechte und Pflichten der Frau" (Gleichheit heisst gleiche private und politische Rechte und steht nicht im Gegensatz zu Subordination. Frauen und Männer stehen unter Einflüssen. Kein politisches Interesse? Männliche und weibliche werden zu menschlichen Interessen. Frauenrechte beruhen auf Vernunft und Gerechtigkeit. Sind Frauen korrumpierbarer? Verdoppelung der Zahl der Stimmenden. Sind Frauen weniger gebildet? Bildet sie!)
VIII Prüfung eines Artikels in der Edinburgh Review (Argument des Aufruhrs. Gang der Zivilisation wird der Frau Gleichheit verleihen. Weg zur Gleichheit des Manns in der Geschichte. Verletzung der Pflichtenverteilung?)
IX Ungerechtigkeit der Frauen betreffenden Gesetze (Eigentum der Ehefrau. Ihre Kinder. Ehefrau als Gehilfin)
X Bildung (Öffentliche Indifferenz und Desinteresse. Aufgeklärte Frauen produzieren aufgeklärte Menschen. Mangel an höhern Schulen für Frauen. Privatunterricht. Selbsterziehung. Zeitvertreib der Mädchen nach der Schule schadet der weiteren Ausbildung. Für Chancengleichheit. Frauen in Selbständigkeit und Selbstvertrauen. Baldige Verbesserung. Das Geld geht in die Ausbildung von Jungen. Vernachlässigung der Mädchenschulen und ihrer Lehrer)
XI Schlussbemerkungen (Die Situation ausserhalb Grossbritanniens ist noch schlimmer. Fortschritt der Zivilisation und der Frau.)

Männer, sie in politischer und daher rechtlicher und häuslicher Sklaverei zu halten.[97] Thompson plädiert darin für gleiche Rechte der Frau und für gleiche Möglichkeiten der Selbstverwirklichung. Bemerkenswert ist sein Eingehen auf die Probleme nicht nur der verheirateten, sondern auch der unverheirateten Frauen.

Als ein Klassiker des Feminismus gilt das 1843 erschienene Werk der schottischen Schriftstellerin und Aktivistin Marion Reid-Kirkland (1815–1902): *A Plea for Woman* – ein Plädoyer für die Frau.[98] Schon ein Blick in das Inhaltsverzeichnis hat Zeitgenossen wohl aufhorchen lassen; es weist auf einen Katalog von Problemen und ein Programm des Feminismus (Kasten 3). Ihre Aussagen gründet Reid auf Vernunft und Gerechtigkeit, und in Ruhe und Besonnenheit entwickelt sie die Themen des frühen Feminismus in bis dahin kaum vernommener Vollständigkeit. Zur Sprache kommen insbesondere die Gleichheit vor dem Gesetz, Arbeit und Beruf, Schulen und Bildung, aber auch Sklaverei, politische Rechte und der Hinweis, dass die Anliegen des Feminismus nicht im Gegensatz zur christlichen Religion stehen. Schliesslich entlässt Reid den Leser mit ihrer Zuversicht, dass die Zivilisation mit gleichberechtigten Frauen fortschreiten werde.

Die Zeit um 1850 war eine Periode sozialer Veränderungen und Reformen. Die Ideen des Feminismus waren darin eingebettet, und eine wichtige Autorität wurde der Frühsozialist und politische Theoretiker Henri de Saint-Simon (1760–1825). Die wichtigsten Werke, die zur Verbreitung des Feminismus führten, entstanden jedoch in den angelsächsischen Ländern. In den USA ist die Journalistin und Literaturkritikerin Margaret Fuller (1810–1850) hervorzuheben. Mit ihrem Werk über die Frau im 19. Jahrhunderts (Kasten 4) reiht sie sich unter die grossen Autoren und Autorinnen des frühem Feminismus.[99] Natürlich war sie Abolitionistin und begeisterte sich an politischen Befreiungsbewegungen in Europa. Als anerkannte Expertin für Literatur besass Fuller als Frau sogar eine Ausnahmegenehmigung zur Benützung der Bibliothek der Harvard University.

---

97 Thompson 1825.
98 Reid 1843.
99 Fuller 1845.

Kasten 4. Margaret Fuller: *Woman in the Nineteenth Century.*
Boston/Cleveland/New York 1845.

Aus dem Inhalt (Exzerpt): Lebensbedingungen und Freiheit seien für Mann und Frau dieselben: Ein wahres menschliches Leben beider Geschlechter. Französische Revolution: Erst Citoyen und Citoyenne, dann Rückfall in Männerherrschaft. Männer bezweifeln die Fähigkeiten der Frauen. Schlechte Gesetze für die verheiratete Frau und ihre Eigentumsrechte. Männer stehen unter der Sklaverei der Gewohnheit. Machtfülle auch des brutalen und betrunkenen Ehemanns, der sogar die Kinder entführen darf. Dem schwächeren Teil stehe der Schutz des Gesetzes zu. Antwort der Männer auf die Emanzipation der Frauen: Diese verlieren ihre Zartheit; mit ausserhäuslicher Tätigkeit setzen sie sich der Ausbeutung aus; Frauen und Kinder müssen geschützt werden. Die Freiheit der Frau ist keine Konzession, sondern ein Recht. Abschaffung der Sklaverei. Gott als einziger Herr der Neger und der Frauen, als einziger Führer und Richter. Koedukation in der Schule. Männer und Frauen als Brüder und Schwestern. Frauen werden Frauen lehren, Individuen zu sein.

Gleichzeitig treffen wir in England auf eine Frau, die Ausserordentliches geleistet hat: Caroline Norton (1808–1877). Sie hat zwar Bücher geschrieben, doch liegt ihre Bedeutung nicht in ihren literarischen Werken als vielmehr in ihrem Leben, aus dessen Höhen und Tiefen sie die Einsicht und Kraft geschöpft hat, eine bessere Welt zu schaffen. Ein Blick auf wesentliche Teile ihrer Biographie soll dies verdeutlichen. Die in London geborene Caroline Callander heiratete 1827 den Rechtsanwalt und Parlamentarier Norton. Eine geistig sprühende Frau mit einflussreichen Freunden, verheiratet mit einem beruflich erfolglosen, eifersüchtigen, possessiven Mann, der in der Trunkenheit auch zu Brutalität neigt. Er beanspruchte auch ihre Einkünfte als Schriftstellerin, was vom Gericht gutgeheissen wurde. Da eine Scheidung der Frau gesetzeswidrig war, verliess sie 1836 ihren Mann, worauf dieser ihre drei Kinder entführte und auf dem Land versteckte. Auch diese Untat entsprach dem Gesetz, wonach Kinder der Besitz des Ehemanns sind. Der Fall Norton machte Schlagzeilen. Erst nach dem Tod des jüngsten Kindes gewährte Mr. Norton seiner getrennt lebenden Frau das Besuchsrecht, jedoch nur unter Beobachtung. Eine

andere Frau wäre unter dieser Last zusammengebrochen. Nicht so
Caroline Norton. Während Jahren machte sie ihren gesellschaftlichen
und politischen Einfluss geltend und schrieb gegen die patriarchalischen Gesetze an. Ihrem unerschrockenen Einsatz ist es weitgehend
zu verdanken, dass das Parlament menschlichere Gesetze erliess wie

- 1839 Custody of Infants Act (Sorgerecht)
- 1857 Matrimonial Causes Act (Eherecht)
- 1870/82 Married Women's Property Act (Eigentumsrecht)

Caroline Norton war kühn genug, im Lauf dieser Kampagne ihrer
Königin Victoria einen offenen Brief zu schreiben.[100] In diesem Brief
von Buchlänge weist sie eingangs auf die groteske Anomalie hin, dass
eine verheiratete Frau legal nicht existent sei, und dies in einem Land,
das von einem weiblichen Souverän regiert sei, und sie endet mit der
Feststellung, dass Gott ihr (Norton) die Kunst des Schreibens verliehen habe, dass jedoch nur wenige Frauen in der Lage seien, eine Sache
zu vertreten. Norton hat die Sache des Feminismus vertreten, nicht
als theoretische Schriftstellerin und Ideologin, sondern in mutiger
Auflehnung und klugem Vorgehen gegen erlebte Ungerechtigkeit.

In den 1860er Jahren erschien dann das bekannteste aller Werke
zum frühen Feminismus: John Stuart Mills *The Subjection of Women*.[101]
Wie kein anderes hat dieses Buch über die Frau Aufsehen erregt,
wurde übersetzt und nachgedruckt und hat dem Feminismus zu
Verbreitung und besserem Ansehen verholfen. Dieses Ansehen
gründete auf der Bekanntheit des gelehrten Autors, sowie auf der
damals wichtigen Tatsache, dass dieses Buch einen Mann zum Autor
hatte, was selbst bei vielen Frauen das Ansehen steigerte. John Stuart
Mill (1806–1873) war ein Wunderkind, das schon mit drei Jahren
Griechisch gelernt haben soll. Sein Vater James Mill sowie Jeremy
Bentham haben aus ihm einen Philosophen gemacht. Er unternahm Reisen und kannte einflussreiche Menschen persönlich; er
wurde auch liberaler Abgeordneter des Parlaments. Als Gelehrter
hat er zahlreiche Werke über politische Theorie und Ökonomie ver-

---

100 Norton 1855. Königin Victoria war strikt gegen Frauenrechte einschliesslich dem Medizinstudium für Frauen.
101 Mill 1869. Vor dieser ersten Auflage erschien eine Version schon 1861.

Kasten 5. John Stuart Mill: *The Subjection of Women*. London 1861/1869.

Themenfolge (Exzerpt): Die legale Unterordnung des einen Geschlechts unter das andere ist nicht nur ein Übel an sich, sondern eine Behinderung der Verbesserung der Gesellschaft. Dagegen das Prinzip der völligen Gleichheit. Zur Zeit geschehen grosse geistige und soziale Veränderungen, aber es verbleiben Barbarismen. Das gegenwärtige System beruht nicht auf einer Theorie, sondern auf dem Recht des Stärkeren und auf der Gewohnheit. Die meisten Männer waren einst auch Sklaven; die Sklaverei wurde jedoch nur für die Männer abgeschafft. Die Frauen befinden sich noch immer in ihr und haben geringe Chancen, sich daraus zu befreien. Diese Situation hat alle anderen Formen ungerechter Macht überlebt. Die Klassengesellschaft von Herren und Knechten wird als natürlich akzeptiert, wobei „natürlich" gewohnheitsmässig bedeutet. Die Frauen müssen dagegen protestieren und sich für Befreiung, Bildung und Stimmrecht einsetzen. Das Relikt der Sklaverei muss aus Notwendigkeit verschwinden und einer modernen Freiheit Platz machen. Keine versklavte Klasse hat je schrankenlose Freiheit gefordert. Der Fortgang der Geschichte wird auch Fortschritt der Zivilisation und Verbesserung der Moral mit sich bringen. Höhere soziale Funktionen sind der Frau bisher verschlossen. Erfahrung liegt nur mit dem männlichen System vor. Das ganze „Wissen" von der Frau ist nichtig, solange ihr nicht zu beweisen erlaubt ist, wessen sie fähig ist. Wir stehen hier an einem Anfang. In der Ehe hat nur der Mann gesetzliche Rechte; ein Absolutismus wie einst der des Königs. Man denke an den Missbrauch durch brutale Ehemänner. Daher das Recht auf Scheidung für die Frau. Gefordert ist ein Fortschreiten von einer Moral der Ritterlichkeit und Grosszügigkeit zu einer Moral der Gerechtigkeit. Der Besitz und Erwerb der Frau soll ihr gehören. Gleichheit bedeutet, dass alle Funktionen beiden Geschlechtern offen stehen, also Abschaffung des männlichen Monopols, d. h. der Ungleichheit, welche die Frau durch Erziehung und Umstände in eine untergeordnete Stellung gezwungen hat. Neben den natürlichen Unterschieden der Geschlechter wurden auch künstliche, wie etwa das Hirngewicht, konstruiert. Sie sind leider in die Literatur, Philosophie und Wissenschaft eingegangen. Wozu dies alles? Weil die Welt viel zu gewinnen hat.

fasst, vor allem über die politische Freiheit wie die Redefreiheit des Individuums, über Demokratie, Utilitarismus, Ethik, auch über die induktive Methode in der Naturwissenschaft. Wie kam ein solcher Mann zum Feminismus? Zum einen sicher über die Grundlagen seines Denkens: Vernunft, Nutzen für alle, Gerechtigkeit; zum andern über seine Frau Harriet Taylor (1807–1858), einer Intellektuellen und radikalen Feministin. Nach Mills eigener Äusserung hat seine Frau sein Buch massgeblich beeinflusst und war eigentliche Koautorin (sie ist vor dessen Erscheinen verstorben). Harriet Taylor war Verfasserin eines schon zuvor erschienenen Essay *Enfranchisment of Woman*.[102] Der Titel von Mills Buch *The Subjection of Women* (siehe Kasten 5) wäre mit „Abhängigkeit" oder gar „Unterworfensein" der Frauen zu übersetzen. Auch er befasst sich mit der Ähnlichkeit der Sklaverei von Negern und Frauen, mit der Wichtigkeit der Bildung der Frauen, der Schaffung von Entfaltungsmöglichkeiten und der Fragwürdigkeit gängiger Konstruktionen von Geschlechtsunterschieden. Er war auch einer der ersten, die darauf bestanden, dass Emanzipation nur durch Erlangung der politischen Rechte, also des Stimmrechts, vollständig sei. Bezeichnenderweise wurde er Präsident der National Society for Women's Suffrage.

Der vorangehende Essay von Harriet Taylor Mill (*Enfranchisment of Woman*) nimmt viele Themen von Mills Buch vorweg.[103] Der Anfang dieser Schrift knüpft an die amerikanische First National Woman's Rights Convention an, die 1850 in Worcester, MA, stattgefunden hatte und an der Probleme der Verfassung diskutiert wurden. So wurde festgestellt, dass sich das „all men are created equal" nicht auf Menschen, sondern nur auf Männer bezogen habe und dass die Zusammengehörigkeit von „taxation" und „representation" bedeuten könnte, dass Frauen, da ohne politische Rechte, Steuern verweigern. Auch Harriets Tochter aus erster Ehe, Helen Taylor (1831–1907) war eine feministische Aktivistin. Schliesslich enthalten die Briefe Mills und seiner Stieftochter Helen zahlreiche Äusserungen zu feministischen Themen wie Abschaffung der Sklaverei, Ehegesetze und Ehescheidung, Abhängigkeit, Bildung, Stimmrecht.[104]

---

102 Mill 1873 (Autobiographie). Taylor 1851. Dieser Essay ist mit „Hörigkeit" und „Emanzipation der Frau" übersetzt worden; bei der Doppelbedeutung von „enfranchisement" ist der Begriff wohl besser übersetzt mit „Befreiung" als mit „Verleihung des Stimmrechts".
103 Taylor 1851, passim.
104 Elliot 1910.

Von John Stuart Mill beeinflusst war auch Florence Nightingale (1820–1910), die durch ihre Popularität wesentlich zur Verbreitung seiner Ideen beigetragen hat.[105] Sie war zwar in erster Linie Reformerin des öffentlichen Gesundheitswesens und der Pflegeberufe, hat sich jedoch stark für die Rechte der Frau eingesetzt. Dies tat sie nicht etwa als radikale Feministin, sondern als Botschafterin einer neuen Rolle der Frau in den Berufen, einschliesslich der medizinischen. Darüber hinaus befürwortete sie eine liberale Politik, Freiheit und Toleranz.

Gegen das Ende des 19. Jahrhunderts ist Feminismus eine ernst zu nehmende Kraft geworden, eingebettet in John Stuart Mills Theorien einer neuen Freiheit und gegen eine Opposition, die im wesentlichen aus Traditionalismus und Veränderungsängsten genährt wurde.[106] Andere Autoren sehen darin eine Fortsetzung von alter Frauenfeindlichkeit und Hexenverfolgung.[107] Auch ein zähes Weiterleben des Antifeminismus in das 20. Jahrhundert wurde betont.[108] Dieser wurde sogar institutionalisiert wie etwa 1912 im „Deutschen Bund zur Bekämpfung der Frauenemanzipation", der politisch der äussersten Rechten angehörte und auch eine antisemitische Seite hatte.[109] Ein Phänomen des 19. Jahrhunderts ist auch die Definition von Geschlechtsunterschieden durch „wissenschaftliche" Experten wie etwa Bischoff oder Clarke.[110] Von dieser Art Literatur sagte Virginia Woolf, sie sei im roten Licht der Emotionen und nicht im weissen Licht der Wahrheit geschrieben.[111] Die moderne Genderforschung hat sich intensiv mit den biologischen Argumenten zum „körperlich und geistig defizienten Geschlecht" befasst und von einer viktorianischen Konstruktion der Weiblichkeit gesprochen.[112]

105 Zu Florence Nightingale s. McDonald 2005, Bd. 8. Ärztinnen und nurses s. Heggie 2015, 267–292.
106 Bleker 1998, 7–15.
107 Bochnik 1985, passim.
108 Poirier/Nahon 1980.
109 Guttmann 1989, 41 f.
110 Bischoff 1872, passim, Clarke 1873, passim.
111 Woolf 1929, 46–48.
112 Ehrenreich/English 1973, passim, Sawyers 1982, passim, Russett 1989, passim, Walters 2012, Kap. 5.

Der frühe Feminismus dauerte bis zur Zeit des Ersten Weltkriegs. Wesentliche Ziele wurden erreicht wie etwa die Verbesserung der rechtlichen Stellung der Frau, der Bildungsmöglichkeiten auf gymnasialer und universitärer Stufe, des Eintritts in eine breite Arbeitswelt und in Berufe wie etwa der Ärztin. Nach dem Ersten Weltkrieg wurde in den meisten westlichen Ländern auch die Forderung des Stimmrechts erfüllt. Dies alles ist längst zur Selbstverständlichkeit geworden; für die Beseitigung grober Mängel hat im 20. Jahrhundert die sogenannte zweite Phase des Feminismus gekämpft. Eine dritte Phase wendet sich gegenwärtig den verbleibenden Ungleichheiten zu.

2.2 Frauenrechtsbewegungen

Eine zusammenhängende Tradition feministischer Ideen gibt es seit dem Ende des 18. Jahrhunderts als im Gefolge der Aufklärung und der Revolutionen vereinzelte Autoren und Autorinnen die sogenannten Menschenrechte auch auf Frauen auszudehnen suchten und sich mit der Stellung der Frau in der Gesellschaft befassten. Diese Tradition hat sich im 19. Jahrhundert durch die Werke weiterer Autorinnen und Autoren verdichtet und hat zu einem System des Feminismus geführt.[113] Das 19. Jahrhundert hat jedoch nicht nur zu einer Verbreitung dieses „theoretischen" Feminismus geführt, sondern hat Frauen und männliche Helfer hervorgebracht, die durch ihren praktischen Einsatz als Redner, Schriftsteller und Organisatoren den Feminismus in die Tat umzusetzen und in Gesellschaft und Politik zu verankern versuchten. Die Forderungen der Autorinnen der Grundtexte erzeugten also eine Bewegung für die Frauenrechte, die sich zu institutionalisieren begann. Es waren diese Frauenrechtsbewegungen, die durch unermüdliches Wirken viele Ideen in die Tat umsetzten. Einzelne Gruppen setzten sich etwa ein für soziale Fragen, für Sittlichkeit, Bildung, zivilrechtliche Gleichstellung, Kampf gegen die Trunksucht, Frieden oder Schutz der Arbeiterinnen. Gesamthaft führten

113 S. Kapitel 2.1.

die Frauenrechtsbewegungen zu wesentlichen Verbesserungen in den Eigentumsrechten, im Recht auf Bildung, auf Berufswahl und Arbeit, schliesslich auf politische Rechte. Der Weg in eine erweiterte Arbeitswelt zeigte sich wohl nirgends so dramatisch wie durch den Eintritt der Frauen in die Medizin schon zur Jahrhundertmitte.

Im Gegensatz zu Ideen, die keine Landesgrenzen kennen, waren die einzelnen Frauenrechtsbewegungen und ihre Institutionen national unterschiedlich. Sie entstanden und wuchsen in verschiedenen Ländern mit unterschiedlichen Kulturen und Gesetzen, und sie entstanden zu unterschiedlichen Zeiten, in den angelsächsischen Ländern etwa früher als auf dem europäischen Kontinent. Es drängt sich daher eine nach den wichtigsten westlichen Ländern geordnete Betrachtung auf.[114]

2.2.1 USA

Feminismus begann nicht mit einem Paukenschlag an einem bestimmten Ort, sondern als Prozess, der an verschiedenen Orten spürbar wurde und allmählich Formen annahm. Die Frage nach der Priorität ist daher müssig. Und doch stimmen verschiedene Forscher darin überein, dass der Prozess in Amerika früher Gestalt angenommen habe als anderswo.[115] Als Erklärung könnte angeführt werden, dass 1776 die erste moderne Demokratie, beruhend auf neuen rechtlichen Grundlagen, einen begünstigenden Hintergrund geschaffen habe, und dass Frauen offenbar wichtige Hilfskräfte im Kampf gegen die antirevolutionäre britische Fremdherrschaft waren. Die unruhige Zeit zog Frauen aus der Häuslichkeit in die Öffentlichkeit und führte zu Einblick in ihre Lage und zu neuem Selbstbewusstsein.[116] Eine der ersten Stimmen jener Zeit war Mercy Warren-Otis (1728–1814), politische Schriftstellerin, Historikerin und Propagandistin der Amerikanischen Revolution. Sie war nicht Feministin im späteren Sinn,

---

114 Knappe vergleichende Darstellungen bei Costas 1992, Schirmacher 1905, ausführlich bei Lange/Bäumer 1901, 1. Teil.
115 Martineau 1837, Schirmacher 1905, Kap. USA, Boehm 1958, 298–327.
116 Kerber 1980, passim.

war sich jedoch des Potentials der Frauen bewusst und wurde von aussen als Pionierin wahrgenommen, da sie sich auf Gebiete wagte, die bislang Männern vorbehalten waren.

Die ersten Jahrzehnte des 19. Jahrhunderts wurden von Carol Lopate wie folgt charakterisiert:[117] Die amerikanische Frau habe seit Beginn der Kolonialzeit zusammen mit Männern gearbeitet, sei es auf der Farm, im Gewerbe oder an der sich westwärts verschiebenden Front der weissen Besiedlung. Viele dieser Frauen von Pionieren hatten für ein Überleben zu sorgen, oft an Mannes statt. Mit der industriellen Revolution seien ab 1820 zunehmend Männer, aber noch nicht Frauen, in Fabriken beschäftigt worden, während die Frauen ihre ausserhäuslichen Beschäftigungen verloren und sich in die Isolation des Hauses zurückzogen. Diese rein häusliche Tätigkeit wurde zur Normalität und verstärkte so die „viktorianische" Stellung der Frau, aus der diese in den folgenden Jahrzehnten auszubrechen versuchte.[118]

Der Beginn der Ausbruchsversuche aus der sozialen und wirtschaftlichen Lage war vor allem das Werk von starken Frauen ab etwa 1830. Zu ihnen gehörten Sarah Grimké (1792–1873) und ihre Schwester Angelina (1805–1879). Sarah Grimké gehörte zu den Quakern und zur grossen Bewegung gegen die Sklaverei, die in den 1830er Jahren zur Massenbewegung der Abolitionisten wurde. Sie repräsentiert den häufig beobachteten Übergang vom Einsatz für die Sklavenbefreiung zur Frauenbefreiung; in beiden Bewegungen waren die Quaker ein treibendes Element.[119] Sarah Grimké gilt als die erste Frau, die öffentlich, d. h. nicht nur vor einem Frauenclub, das Wort ergriff für die Sache der Frau und damit auch gegen Opposition zu kämpfen hatte. 1837 erschienen ihre *Letters on Equity of the Sexes and the Condition of Women*, die in Zeitschriften publiziert wurden. Eine dritte Frau der frühen Stunde war Lucretia Mott (1793–1880), ebenfalls Quaker, Abolitionistin und Kämpferin für die Rechte der Frau, auf die weiter unten zurückzukommen sein wird. Zu den Aktivisten

---

117 Lopate 1968.
118 Cott 1887, Kap. 1, Strinz 1901, 456–482.
119 Grimké 1837. Zur Rolle der Quaker s. Clark/Elkinson 1978, passim, Lerner 1993, 99–102.

gegen die Sklaverei und für die Frauenrechte in der Jahrhundertmitte gehörten auch William L. Garrison (1805–1879) und die schon erwähnte Margaret Fuller, Autorin von *Woman in the 19th Century*, die sich besonders für die Verbesserung des Schul- und Bildungswesens für Frauen einsetzte.[120]

Die wohl bekannteste Figur der amerikanischen Frauenrechtsbewegung ist Elizabeth Cady Stanton (1816–1902). Sie erhielt die beste Schulung, die einer Frau möglich war und begann, wie die meisten ihrer Mitkämpferinnen, als Abolitionistin. 1840 vertraten sie und Lucretia Mott die Vereinigten Staaten an der World Anti-Slavery Convention in London, bei deren Eröffnung durch Abstimmung Frauen aus dem Saal verbannt wurden. Dieses Diskriminationserlebnis bestimmte die weitere Laufbahn der beiden Frauen, die 1848 in Seneca Falls im Staat New York die Woman's Rights Convention organisierten. Es war dies die erste nationale Versammlung, was zeigt, dass eine lange Reihe von lokalen Ereignissen vorausgegangen sein musste. In Seneca Falls versammelten sich 300 Personen, die sich für die Rechte der Frau einsetzten, und das Resultat war ein historisches Dokument: Die „Declaration of Sentiments and Resolutions", eine Erklärung der Rechte der Frau, gestaltet nach der „Declaration of Independence" von 1776 (siehe Kasten 6). Mit diesem Ereignis und diesem Dokument ist die amerikanische Frauenrechtsbewegung in ihr organisiertes Stadium eingetreten. Schon zwei Jahre später fand in Worcester (Massachusetts) die erste National Women's Rights Convention statt.

Stanton hatte wichtige Mitstreiter, die z. T. lebenslänglich mit ihr verbunden waren. Einer davon war Frederick Douglass (1818–1895), ein freigelassener Sklave, der sich nicht nur für die Abschaffung der Sklaverei, sondern auch für die Rechte der Frau einsetzte. Seine Überzeugungskraft beruhte sowohl auf seiner Hautfarbe als auch auf seiner Redegewalt. Lucy Stone (1818–1893), die erste Frau, die ein Collegediplom besass und nach der Heirat ihren Mädchennamen beibehielt, war eine wichtige Rednerin und Organisatorin der Frauenrechtsbewegung, die nicht nur eine von der Frau gewünschte Scheidung, sondern sogar freie Liebe befürwortete und 1870 die

---

120 S. 2.1.

Kasten 6. Seneca Falls Deklaration der Rechte der Frau (1848) (in freier Übersetzung).

1) Alle Gesetze, welche Frauen in eine den Männern untergeordnete Position drängen, sind illegal.
2) Die Frau ist dem Mann nach dem Willen des Schöpfers gleichberechtigt und ist als solche zu behandeln.
3) Frauen müssen mit den gegenwärtigen Gesetzen vertraut gemacht werden, damit sie sich nicht länger erniedrigen, sich mit ihrer gegenwärtigen Stellung oder Rechten zufrieden zu geben.
4) Die von der Frau in ihrem Verhalten erwartete Tugendhaftigkeit und ihr Feingefühl soll auch vom Mann erwartet werden. Übertretungen sollen bei Mann und Frau gleich streng geahndet werden.
5) Die Frau hat sich allzu lange mit den Einschränkungen zufrieden gegeben, welche verderbte Sitten und eine verkehrte Auslegung der Schrift ihr auferlegt haben. Die Zeit ist gekommen, da sie das erweiterte Feld betreten soll, das ihr der Schöpfer zugewiesen hat.
6) Es ist die Pflicht der Frauen dieses Landes, sich das geheiligte Stimmrecht zu erkämpfen.
7) Die Gleichheit der Menschenrechte für Mann und Frau resultiert aus der unbestreitbaren Gleichheit ihrer Fähigkeiten und Verantwortlichkeiten.
8) Diese Gleichheit macht es zu Recht und Pflicht der Frau, zusammen mit dem Mann jede rechtmässige Sache durch jedes rechtmässige Mittel zu befördern.

Zeitschrift Woman's Journal gründete. Eine der wichtigsten Figuren und engste Mitarbeiterin von Stanton war Susan B. Anthony (1820–1906). Sie war, wie auch die meisten der oben Genannten an fast allen Kongressen, Organisationen und entstehenden Institutionen beteiligt und gehörte zu den unermüdlichen Rednerinnen. Vier der hier erwähnten Frauen werden in Eleanor Flexners Geschichte der Frauenrechtsbewegung wie folgt charakterisiert: „Lucretia Mott war die moralische Stütze der Bewegung, Lucy Stone die begabteste Rednerin, Elizabeth Stanton ihre herausragende Theoretikerin und Susan Anthony ihre unvergleichliche Organisatorin, die ihr für ein halbes Jahrhundert Kraft und Richtung verlieh."[121]

---

121 E. Flexner 1979, 135.

Inzwischen hatte der Amerikanische Bürgerkrieg (1860–64) das Land erschüttert und auch die Frauenrechtsbewegung vor eine Zerreissprobe gestellt. Die nach dem Krieg in Kraft gesetzten Zusatzartikel zur Verfassung verankerten die Abschaffung der Sklaverei und die Verleihung des Bürgerrechts an die Schwarzen.[122] Damit waren die Forderungen der Abolitionisten erfüllt, nicht jedoch diejenigen der Frauenrechtsbewegung. Es kam zum erbitterten Kampf um den Verfassungszusatz Nr. 15, der vorsah, dass das Stimmrecht nicht aufgrund von Rasse und Hautfarbe vorenthalten werden dürfe. Dies wollten die Frauen nicht einführen, ohne dass auch ihnen das Stimmrecht erteilt würde. Der Unwille der Frauen manifestierte sich darin, dass sie die von Abolitionisten gegründete American Equal Rights Association 1869 verliessen und die American Woman Suffrage Association gründeten. Von da an hatte von den diversen Forderungen der Frauenrechtsbewegung, übrigens auch von schwarzen Frauen wie Sojourner Truth, die Erlangung des Stimmrechts eindeutige Priorität. Die beiden getrennten Organisationen vereinigten sich 1890 wieder unter der Bezeichnung National American Woman Suffrage Association. Das Stimmrecht galt nunmehr als Schlüssel zur Erlangung auch der übrigen Rechte. Trotz Petitionen und Demonstrationen dauerte es jedoch noch Jahrzehnte, bis das grosse Ziel erreicht war: Das universale Stimmrecht wurde erst 1920 in der Verfassung verankert.[123] Die politische Nicht-Existenz der Frau war, nicht nur in den USA, sondern auch in den meisten europäischen Ländern, mit dem Ersten Weltkrieg zu Ende. Stanton, Anthony und weitere Autorinnen verfassten eine sechsbändige Geschichte des Wegs zum Stimmrecht der Frauen.[124]

Die Vertreterinnen der Frauenrechte bildeten immer ein weites Spektrum, welches von gemässigten Sozialreformern bis zu radikalen Kämpferinnen für das Stimmrecht (suffragettes) reichte.[125] Seit den 1840er Jahren wurde der Kampf gegen die Trunksucht ein wichtiges

122 13th und 14th amendments von 1865 resp. 1866.
123 19th amendment. Nach Goldman 1917, Kap. „Woman Suffrage", führte die Deklaration des Wahlrechts als wichtigstes Ziel zur Vernachlässigung ebenso wichtiger Desiderata.
124 Stanton/Anthony et al. 1881–1922.
125 Morantz 1978, 68.

Thema der Frauenrechtsbewegung, dies infolge des Zusammenhangs mit männlicher Gewalt gegen Frauen. Es entstand die sogenannte Temperenzbewegung mit Mässigungsvereinen, die den Kampf gegen den Alkohol und seine Folgen führten. Der Einfluss dieser Bewegung wurde so stark, dass 1919 landesweit die Prohibition eingeführt wurde, die allerdings wegen ihrer negativen Folgen 1933 wieder rückgängig gemacht wurde.[126] Ein weiteres wichtiges Anliegen betraf die Rechte und Möglichkeiten nicht nur der Gattinnen und Mütter, sondern auch der unverheirateten Frauen, d. h. der noch nicht, nicht mehr oder nie Verheirateten.[127] Mit zum Themenkatalog der Frauenrechtsbewegung gehörten schliesslich auch die feministische Bibelkritik, Geburtenkontrolle, sexuelle Rechte der Frau und viele mehr. Anfang und Ende des 19. Jahrhunderts hätten nicht unterschiedlicher sein können.

2.2.2 Grossbritannien

Nächst den Vereinigten Staaten war Grossbritannien das Land mit der frühesten und stärksten Frauenrechtsbewegung.[128] Die britische Bewegung war auch deutlich von der amerikanischen inspiriert. Auch hier sind vor allem geistige und wirtschaftliche Ursachen festzustellen. Zu den geistigen Faktoren gehört vor allem das in der Aufklärung und im Rationalismus wurzelnde Denken. Von Rousseau wurde vor allem das aufgenommen, was für die Einrichtung eines modernen Staates nützlich war. Die eigentliche Initiation und Systematisierung des Feminismus bildete der Text von Mary Wollstonecraft von 1792.[129] Allerdings hatte ihre Darlegung der Rechte der Frauen noch keine Breitenwirkung, vielmehr bedurfte es der durch die rasche Industrialisierung in England und Schottland geschaffenen sozialen Veränderungen und der daraus resultieren-

---

126 18th amendment, Verbot von Herstellung und Verkauf von alkoholischen Getränken.
127 Drachman 1976 Kap. IV.
128 Zur Einführung s. Bäumer 1901, Bauer/Ritt 1979.
129 S. 2.1 und Wollstonecraft 1792.

den wirtschaftlichen Not von Frauen. Für den Utilitaristen Jeremy Bentham (1748–1832) war die Gleichheit der Geschlechter eine Frage der Logik und der Gerechtigkeit. Nachfolger wie die schon erwähnten James Mill (Vater von John Stuart Mill) und William Thompson haben diese Ideen weitergeführt. Eine moderne Zeit hatte begonnen und zu raschen Veränderungen geführt, doch die Stellung der Frau blieb als Überbleibsel einer vergangenen Epoche unverändert. Die resultierende Frauenrechtsbewegung sah sich von Anfang an einer breiten Front von Opposition gegenüber.[130] Diese umfasste anfänglich sowohl Konservative als Liberale. Vielfach sahen Opponenten zwar die Logik einer Gleichstellung von Männern und Frauen ein, waren jedoch von der Unmöglichkeit überzeugt, die Landessitten verändern zu können. Ängste vor Reformen und vor Verlust von Privilegien kamen dazu, und Extremisten beschworen sogar göttliche Gesetze. Wie in Amerika spielte der Gedanke der Abschaffung der Sklaverei eine wichtige Rolle und beförderten die britischen Quaker nicht nur die Bewegung der abolition, sondern auch den Gedanken der Gleichheit der Geschlechter.[131]

Überall im Land bildeten sich im frühen 19. Jahrhundert Kreise von Menschen, welche die neuen Ideen aufnahmen und die Rechte der Frauen vertraten. Die Konfluenz zu einer eigentlichen Frauenrechtsbewegung geschah in der Folge der flagranten Zurückweisung der weiblichen Delegierten an der „World's Anti-Slavery Convention" in London 1840. Von da an war nichts mehr wie zuvor. Frauen schrieben, hielten Reden und formulierten ihre Forderungen. Diese betrafen die Gleichheit für beide Geschlechter auf den Gebieten von Zivilrecht, Bildung, Arbeit, Sittlichkeit und schliesslich auch Stimmrecht. Zu diesen Frauen gehörten die schon erwähnten Marion Reid, Caroline Norton und Florence Nightingale.[132] Eine weitere Aktivistin war die irische Sozialreformerin und Schriftstellerin Frances Power Cobbe (1822–1904), die auch an der Gründung der „National Society for Women's Suffrage" von 1867 beteiligt war. Von grosser Bedeutung für

---

130 Burstyn 1980, passim.
131 Geyer-Kordesch/Ferguson 1995, passim. Zu den englischen Quakern s. Clark/Elkinton 1978, passim, Lerner 1993, 99–102.
132 S. 2.1.

die Frauenrechtsbewegung war auch Barbara Bodichon-Leigh Smith (1827–1891). Sie war 1858 Mitgründerin des English Women's Journal, eines wichtigen Mediums zur Verbreitung der feministischen Ideen. Bodichons wichtigstes Anliegen war die Bildung der Frauen; sie war mitbeteiligt an der Gründung des Frauencollege Girton in Cambridge und an den Kämpfen für den Zugang der Frauen zu den Universitäten. Auch an den Bemühungen um Eigentumsrechte für die Frau war sie beteiligt, und sie war Mitglied der Langham Place Group. Diese Gruppe von Feministinnen traf sich ab 1859 im Haus 19 Langham Place in London, welches später „The Ladies Institute" beherbergte.

Auch Männer spielten eine wichtige Rolle in der Bewegung, besonders da, wo sie einflussreiche Positionen einnahmen. Drei Abgeordnete des Parlaments, die sich für die Sache der Frau einsetzten, waren Russell Gurney, Henry Fawcett und John Stuart Mill.[133] Russell Gurney (1804–1878) wirkte als Politiker dafür, dass die verheiratete Frau legale Besitzerin ihres Vermögens, Ihrer Einkünfte und ihres Ererbten sei. Henry Fawcett (1833–1884), politischer Ökonom und liberaler Politiker, setzte sich ebenfalls für die Frauenrechtsbewegung ein, und John Stuart Mills Rolle als Theoretiker und Gesetzgeber war so, dass nach dem Erscheinen seines Buchs zur Lage der Frau ab 1870 die Bewegung zu einer unaufhaltsamen Kraft wurde und sich das Hauptgewicht der Forderungen immer stärker auf das Stimmrecht verlegte.

Die in Fahrt gekommene Frauenrechtsbewegung der zweiten Hälfte des 19. Jahrhunderts hatte zwei Führerinnen, die als überragend bezeichnet werden müssen. Die ältere dieser beiden war Emily Davies (1830–1921), die auf verschiedenen Ebenen unermüdlich tätig war. Eine ihrer frühen Taten war die Gründung des „English Woman's Journal". Sie war Mitglied der Pankhurst Group und der Kensington Society, die sich vor allem für das Stimmrecht, jedoch auch für schulische Belange einsetzte. Die Befürworter des Stimmrechts (suffrage) wurden damals unterteilt in gemässigte (suffragists) und in radikale (suffragettes). Davies, wie die meisten ihrer Mitstreiterinnen suchten ihr Ziel auf den ihnen offen stehenden Wegen zu erreichen und mieden den Weg der lärmenden Demonstration

---

133 Zu John Stuart Mill s. 2.1.

auf der Strasse. So unterstützte sie z. B. 1866 John Stuart Mills erste Petition zur Einführung des universalen Stimmrechts im britischen Parlament. Die grössten Anstrengungen verwendete Davies auf dem Gebiet der Bildung. Sie war Hauptbeteiligte an der Gründung des Girton College für Frauen (1869) und dessen Rektorin der ersten Jahre. Darüber hinaus setzte sie sich auch für die Öffnung für Frauen der Universitäten Oxford und Cambridge ein. Diese beiden noch klerikal dominierten Universitäten blieben den Frauen jedoch bis weit in das 20. Jahrhundert verschlossen; auch das Girton College wurde erst 1948 ein reguläres College der Universität Cambridge und führte erst 1976 die Koedukation ein. 1866 erschien Davies' Schrift *The Higher Education of Women*.[134] Viele ihrer Bemühungen und Erfolge teilte sie in Zusammenarbeit mit anderen Mitstreiterinnen: Bodichon, Millicent Fawcett, Elizabeth Garrett und andere.[135] Nichts könnte die Erfolge des ersten Jahrhunderts der Frauenrechtsbewegung besser verdeutlichen als die Verleihung der Würde einer Ehrendoktorin an Emily Davies durch die Universität Glasgow.

Die zweite der grossen Führerinnen, mit Emily Davies eng liiert, war die etwas später geborene Millicent Fawcett (1847–1929). Sie war die Schwester der ersten englischen Ärztin, Elizabeth Garrett, und wurde die Gattin des oben erwähnten Politikers Henry Fawcett. Ihr Eintritt in die Bewegung erfolgte früh und plötzlich: Als Teenager hörte sie einen Vortrag von John Stuart Mill, und mit 19 Jahren wurde sie bereits Sekretärin der „London Society for Women's Suffrage", später eine grosse Rednerin für die Sache der Frau. Wie Davies war sie Mitglied der Pankhurst Group, (gemässigte) Kämpferin für das Stimmrecht und die Bildung der Frauen. Auch ihr gelang in Zusammenarbeit mit anderen die Gründung eines Colleges für Frauen: Newnham College in Cambridge 1871. Des Weiteren war Fawcett auch politisch und als Gewerkschaftsführerin tätig, und ihre Schrift *Political Economy for Beginners* wurde ein Bestseller und erfuhr zehn Auflagen in 41 Jahren.[136] Schliesslich wurde 1899 auch Millicent

---

134 Davies 1866.
135 Bodichon s. oben, M. Fawcett s. unten, E. Garrett s. 1.3.4 und 3.1.5.
136 Fawcett 1870.

Fawcett und ihr Werk durch die Verleihung eines Ehrendoktorats gewürdigt.

Der Kampf um das Stimmrecht der Frauen stiess auf hartnäckigen Widerstand und zog sich über Jahrzehnte hin, obgleich schon 1869 den Frauen das Stimmrecht auf Ebene der Kommunen gewährt worden war. Die Insel Man führte dank ihrer partiellen Autonomie schon 1880 das universale Stimmrecht ein. Der Grundsatz der Koppelung von Steuerpflicht und Stimmrecht verleitete einzelne oder Gruppen von unverheirateten Frauen zum Steuerstreik als Kampfmittel. In den Jahren 1903–1914 riefen suffragettes wie Emmeline Pankhurst zur offenen Rebellion auf. Erst nach dem Ersten Weltkrieg hatten die Frauen in Grossbritannien das Stimmrecht errungen, doch erst 1928 galt dieses nicht nur für vermögende, sondern für alle erwachsenen Frauen.

Wie in Amerika waren Temperenz und Verbesserung der Sittlichkeit wichtige Ziele der Frauenbewegung. Im Fokus stand hier das Problem der Prostitution als besonders krasses Beispiel weiblicher Abhängigkeit von Männern und ungleicher moralischer Massstäbe. In der Absicht, die Verbreitung von Geschlechtskrankheiten einzudämmen, wurde 1864 nach Pariser Vorbild der erste „Contagious Diseases Prevention Act" eingesetzt. Er erlaubte polizeiliche Kontrollen der Prostituierten und ärztliche Untersuchungen. Die Frauenbewegung wie auch die junge weibliche Ärzteschaft protestierte vehement gegen dieses Gesetz, da es die Unsittlichkeit ermutige, schutzlose Frauen der Polizei ausliefere und den sanitären Zweck gar nicht erfüllen könne. Das Gesetz wurde nach Jahren endloser Polemiken wieder aufgehoben.

Mit dem Beginn des Ersten Weltkriegs war die erste Phase des Feminismus in England zu Ende und es folgte eine Ruhephase, wenn nicht eine Reaktion bis nach dem Zweiten Weltkrieg.

2.2.3 Frankreich

Die Frauenrechtsbewegung in Frankreich beginnt mit einem Paukenschlag 1789, wird jedoch nach wenigen Jahren durch politische Aktion zum Stillstand gezwungen und mündet eigentlich erst gegen das Ende des 19. Jahrhunderts in den europäischen Strom der Emanzipation.[137] Der Auftakt enthält freilich dramatische Elemente. Frauen begrüssten den Beginn der Revolution, reihten sich begeistert in die Scharen der Männer und sahen die Zeit gekommen, die ihnen ihre Rechte bringen würde. Der «Déclaration des droits de l'homme et du citoyen» von 1789 folgte auf dem Fuss die «Déclaration des droits de la femme et de la citoyenne» von Olympe de Gouges (1748–1793), einer Schriftstellerin, politischen Aktivistin, Abolitionistin und Feministin.[138] Der Philosoph und Politikwissenschaftler Nicolas de Condorcet (1743–1794) legte einen Verfassungsentwurf vor, der für Männer und Frauen die gleichen Rechte vorsah. Frauenclubs wurden gegründet. Der Traum der steitbaren Frauen dauerte jedoch nur wenige Jahre. Olympe de Gouges endete ihr Leben 1793 auf der Guillotine, da sie die Regierung der Schreckensherrschaft ablehnte, und Condorcet starb wenig später auf mysteriöse Weise im Gefängnis, ohne dass sein Verfassungsentwurf in Kraft getreten wäre. Beide waren erfolglos, aber nicht ohne Spätwirkung. Die Signale waren klar: „Liberté" und „Egalité" hatten keine Geltung mehr für die Frauen; die Revolution war Männersache geworden. Frauenrechtsbewegungen galten nunmehr als gefährlich und unweiblich, und diese antifeministische Stimmung in Frankreich sollte bis Ende des 19. Jahrhunderts andauern. Mit Napoleon begann die eigentliche Reaktion, gefolgt von der politischen Restauration.[139] Zwar hatten die französischen Ereignisse

---

137 Zum Thema vor allem De Goncourt, E. und J. 1862, Pappritz 1901, ferner Lipinska 1900, Schirmacher 1905, Poirier/Nahon 1980, Costas 1992, Lerner 1993, 278.
138 Die fatale Doppeldeutigkeit von homme = Mensch und Mann wurde vermieden in der Universal Declaration of Human Rights der Vereinigten Nationen von 1948, in der jeder der 30 Punkte mit „All human beings", „Every one", „No one" oder „Men and women" beginnt.
139 S. 2.1.

von 1789–1792 auf das übrige Europa gewirkt; Wollstonecraft in England und Hippel in Deutschland wären ohne sie kaum denkbar.[140] Natürlich konnte nach 1792 der Ruf nach Frauenrechten nicht ganz unterdrückt werden. Saint-Simon und die frühen Sozialisten wandten sich auch gegen die Rechtlosigkeit der Frauen.[141] Die Romane und Dramen von George Sand (1804–1876) riefen zur Emanzipation auf, sogar zur sexuellen Befreiung. Frauenzeitschriften versuchten Frauenrechtsbewegungen anzufachen, doch selbst die Julirevolution von 1830 brachte kaum Fortschritte. Petitionen für Stimmrecht und Zugang zu den Universitäten wurden eingebracht, und 1848 wiederholte sich kurzfristig die Siegesstimmung von 1789. Unter Napoleon III. jedoch verstärkte sich die antifeministische Reaktion sogar. Aus der aschenen Glut erhob sich jedoch die Stimme einer Frau, die auch als Rednerin mit ihren amerikanischen und britischen Kolleginnen vergleichbar war: Maria Desraimes (1828–1894). Sie schrieb über die Rechte der Frauen, gründete 1869 die „Association pour le droit des femmes" und organisierte 1878 in Paris den ersten internationalen Frauenkongress. Ihre Frauenrechtsbewegung nahm sich der pädagogischen, ökonomischen, sittlichen und gesetzlichen Probleme an. Doch auch Desraimes Dialektik und edle Prinzipien ließen praktische politische Vorschläge und Handlungen vermissen. Schirmacher stellt denn auch fest, dass in der französischen Frauenrechtsbewegung politische Prinzipien im Vordergrund standen, in den angelsächsischen dagegen praktische Tätigkeiten und politische Aktion.[142] Und zur zaghaften Beteiligung des weiblichen Geschlechts in Frankreich meint Costas, dass die vermögenden Mädchen in Klosterschulen erzogen wurden, wo Emanzipation als Sünde galt und aus denen die jungen Frauen unbelastet von Kenntnissen über die Welt und das Leben hervorgingen.[143]

Den Anschluss an die europäischen Frauenrechtsbewegungen gewann Frankreich erst nach 1871 in der Dritten Republik. Nun

---

140 Wollstonecraft 1792, Hippel 1792.
141 S. 2.1.
142 Schirmacher 1905, Kap. Frankreich.
143 Costas 1992, 121–125.

entstanden auch politische Frauenvereine, wurden Petitionen für das Stimmrecht eingebracht und für Koedukation in der Schule geworben. Unter den Sittlichkeitsfragen hatten auch hier der Kampf gegen den Alkoholismus und die Prostitution hohe Priorität. Vor allem aber sorgte der § 324 des Code Napoléon für Empörung, der vorsah, dass der Mann seine Ehefrau im Fall von Ehebruch töten darf, ein Gesetz welches bis gegen Ende des Jahrhunderts in Kraft blieb.

Auch die Lage der arbeitenden Frau wurde als grosses Problem erkannt, Frauenschutzgesetze wurden erlassen, Frauengewerkschaften gegründet und soziale Hilfsarbeit gefördert. Das Schulwesen für Mädchen wurde verbessert, 1880 wurden Mädchengymnasien eröffnet, nachdem bereits 1868 Medizinstudentinnen den Eintritt an die Sorbonne geschafft hatten. Auch der Einstrom in neue Berufe nahm seinen Fortgang. Mit dem neuen Jahrhundert war die Zeit auch in Frankreich endlich reif geworden für eine neue Rolle der Frau in der Gesellschaft. Die 1789 proklamierte „Égalité" galt endlich auch für die Frau.

2.2.4 Deutschland

Die Frauenrechtsbewegung in Deutschland vergleicht sich eher mit derjenigen in Frankreich als mit den angelsächsischen Ländern.[144] Wie in anderen Ländern führte die Französische Revolution den Gedanken der Frauenemanzipation zu einem kurzen Strohfeuer: Es ist die Schrift von Theodor Gottlieb von Hippel *Über die bürgerliche Verbesserung der Weiber* von 1792.[145] Sie basiert auf den Menschenrechten, wendet sich gegen die ungerechte Unmündigkeit der Frauen und ist eine leidenschaftliche Verteidigung der Frauenrechte. Hippel forderte selbst, dass sich die Heilkunde den Frauen öffne.[146] Allerdings

---

144 Zum Thema vor allem Bäumer 1901, Twellmann-Schepp 1972, Gerhard 1978, Nave-Herz 1981, sowie auch Schirmacher 1905, Costas 1992, Mack 1999.
145 Hippel 1792. Auch Amalie Holst hat sich um 1800 für Rechte und Bildung eingesetzt.
146 Hippel 1792, 201–206.

verblieb das Unbehagen darüber, ob Hippel Überzeugungen von sich gegeben hatte oder bloss geistreiche Einfälle.

Die allgemeine Situation der Frauenrechtsbewegung im Deutschland des 19. Jahrhunderts wird von Twellmann-Schepp in den folgenden Sätzen prägnant zusammengefasst:[147]

> Das Wirken der Frauenbewegung fand seine schroffsten Grenzen an der feindlichen Haltung der Umwelt, die sich jeder fortschrittlichen Veränderung der weiblichen Lebensnormen widersetzte. – Von Ausnahmen im liberalen und sozialistischen Lager abgesehen, war die vorherrschende Haltung der Männerwelt eine negierende Abwehrstellung; [...]. Der weibliche Teil der hemmenden Umwelt verharrte in unerschütterlicher Gleichgültigkeit und Engstirnigkeit, in blindem Gehorsam gegenüber gesellschaftlichen Konventionen und in untertänigem Wohlverhalten gegenüber jenen von der Männerwelt geprägten Lebensnormen für das weibliche Geschlecht. Das Grundprinzip des weiblichen Lebens war ‚dienen und gehorchen' – im Elternhaus dem Vater, in der Ehe dem Gatten und, wenn die Not dazu zwang, am Arbeitsplatz dem männlichen Vorgesetzten. [...]

Auch Schirmacher weist darauf hin, dass die Bedingungen in Deutschland besonders ungünstig waren, die Frauenrechtsbewegung nirgends stärker bekämpft und auch der Militarismus gegen den Feminismus eingesetzt wurde.[148] Auf die besonders heftige Opposition in Deutschland haben auch andere Autoren aufmerksam gemacht.[149]

Diese Opposition hat sich sogar in das 20. Jahrhundert fortgesetzt: 1912 wurde der Deutsche Bund zur Bekämpfung der Frauenemanzipation gegründet, konservativ und antisemitisch.

Nach der Französischen Revolution und Hippel folgten stille Jahrzehnte für die deutschen Frauen. Die Romantik pflegte das traditionelle Frauenbild in Dichtung, Kunst und Philosophie. Im Hintergrund gab es Ansätze von feministischen Bewegungen während der Befreiungskriege, später unter dem Einfluss von Saint-Simonismus und George Sand. Eigentliche Bewegung fand jedoch erst im Zusammenhang mit den demokratischen Ereignissen und Hoffnungen von 1848 statt. Mehr als die bald unterdrückte politische Revolution hatte

---

147 Twellmann-Schepp 1972, 224.
148 Schirmacher 1905, Kap. Deutschland.
149 Costas 1992, 116–121, Bleker 1998, 26, Guttmann 1989, 41 f.

die industrielle Revolution in das Leben und die Arbeit auch der Frauen eingegriffen. Es wurden Vereine für den Erwerb und die Bildung von Frauen gegründet, und ähnlich wie in Frankreich Maria Desraimes, erhob sich auch hier eine Frau zum einsamen Leuchtturm: Louise Otto-Peters (1819–1895). Die früh verwaiste junge Frau war gezwungen, sich selbst durchzubringen, und da sie eine gute Schulung bei Privatlehrern genossen hatte, tat sie dies mit Erfolg als Journalistin und Autorin von Romanen und politischen Artikeln in der Aufbruchsstimmung des Vormärz. 1848 gründete sie die „Frauen-Zeitung". Diese wurde im Zuge der postrevolutionären Reaktion schon nach wenigen Jahren verboten. Besonders nahe ging Louise Otto das mit der industriellen Revolution einhergehende Massenelend, und sie rief dazu auf, bei der Organisation der Arbeit die Frauen nicht zu vergessen, nicht zuletzt um sie vor der Prostitution zu bewahren. 1866 gründete Wilhelm Adolf Lette den sogenannten Lette-Verein zur Förderung der Erwerbstätigkeit des weiblichen Geschlechts.

Erst die 1860er Jahre brachten erste organisatorische Schritte und den Beginn einer durchgehenden Tradition einer deutschen Frauenrechtsbewegung. Es fand die erste deutsche Frauenkonferenz statt, und es wurde 1865 der Allgemeine Deutsche Frauenverein gegründet. Mitgründerin war die Leitfigur Louise Otto. Die Bestrebungen für eine Emanzipation der Frau, für Bildung, Zivilrechte und Mitarbeit im Kommunaldienst konnten nunmehr gemeinsam und koordiniert angegangen werden.

Erstmals entstand auch eine öffentliche Diskussion der sogenannten Frauenfrage. Dies alles darf jedoch nicht darüber hinwegtäuschen, dass in dieser Phase der Frauenrechtsbewegung noch weitgehend am gängigen Bild der Frau festgehalten wurde und von politischer Mitsprache noch keine Rede sein konnte. Nur die radikalsten Feministinnen wiesen auf die Verhältnisse in Grossbritannien als Vorbild hin.

Die koordinierten Aktionen der neuen Frauenrechtsbewegungen äusserten sich in Petitionen, in denen Reformen angeregt werden sollten, sowie darin, dass nun auch Frauen Führungspositionen in der Bewegung einzunehmen begannen. Nachdem 1870 John Stuart Mills Klassiker, *Subjection of Women*, in deutscher Übersetzung erschienen war, verstärkte dies nicht nur die Diskussion, sondern auch die Opposition.

Auch die proletarische Frauenbewegung erfuhr grosse Veränderungen. Zu Beginn des Jahrhunderts herrschte der proletarische Antifeminismus, weil arbeitende Frauen als Konkurrentinnen der Männer, als „Pfuscherinnen", verschrien und von den Arbeitsplätzen ferngehalten wurden. Allmählich wurden jedoch die Frauen auf dem Arbeitsmarkt attraktiv, da sie zu geringeren Löhnen arbeiteten, um überhaupt arbeiten zu können. In einer dritten Phase kämpfte nunmehr die Frauenrechtsbewegung gemeinsam mit den Sozialisten um gleichen Lohn für Mann und Frau, um den Schutz von Arbeiterinnen, Müttern und Dienstboten.

In den letzten Jahrzehnten des 19. Jahrhunderts ging es auch in Deutschland um Sozialreformen, Wohlfahrt und um Probleme der Sittlichkeit. 1894 wurde der Bund Deutscher Frauenvereine gegründet. Dies mochte der Frauenrechtsbewegung mehr Gewicht verleihen, doch blieb sie konservativ im Vergleich zur revolutionären proletarischen Frauenbewegung. Lange herrschte für Frauen praktisch ein Verbot politischer Betätigung und öffentlicher Rede. Das Stimmrecht für Frauen blieb daher ein kaum ausgesprochenes Fernziel. Erst im neuen Jahrhundert kam es zur Bildung des Verbands für Frauenstimmrecht, und erst die Weimarer Verfassung von 1918 brachte das universale Stimmrecht.

In Deutschland besonders auffällig war der späte Beginn höherer Bildungsmöglichkeiten für Mädchen. Diese wurden für den häuslichen Dienst vorbereitet, keinesfalls aber für einen Beruf. Vom höheren Bildungssystem war die Frau ausgeschlossen. Erst im letzten Viertel des Jahrhunderts begannen sich höhere Schulen den Mädchen und Frauen zu öffnen.[150] Das bürgerliche Mädchen besuchte bis zum 14. oder 16. Jahr die Töchterschule, wo es auf das Leben als Gattin, allenfalls als unverheiratet Arbeitende vorbereitet wurde. Es gab Bestrebungen zur Schaffung höherer Schulen für Lehrerinnen, für Berufsbildung für Alleinstehende, auch für Mädchengymnasien, zu einer Zeit also, als Frauen in den umliegenden Ländern bereits Studien an Universitäten betreiben durften.[151] Zahllose Petitionen um Verbesserungen wurden vom Reichstag, zum Teil mit Heiterkeit,

---

150 Dazu vor allem Nave-Herz 1981, passim, Albisetti 1988, passim.
151 S. auch 1.3.5.

zurückgewiesen. Erst in den 1890er Jahren traten die ersten Abiturientinnen auf den Plan, die allerdings ihr Hochschulstudium im Ausland absolvieren mussten. Der Widerstand gegen akademische Bestrebungen der Frauen war, wenn nicht auf dem Höhepunkt, so doch ungebrochen. Auch die medizinischen Fakultäten wehrten sich vehement gegen eine weibliche Invasion. Das Jahr 1900 brachte endlich das Immatrikulationsrecht, welches nach neun weiteren Jahren in allen deutschen Ländern Gültigkeit hatte. Mehr als ein halbes Jahrhundert zuvor waren die ersten amerikanischen Frauen zu Ärztinnen ausgebildet worden.

2.2.5 Russland

Russland hatte eine lange Tradition der Unterjochung der Frau. Die Reformen Peters des Grossen und später Katharinas der Grossen im 18. Jahrhundert brachten Russland etwas näher an Europa heran und enthielten bereits gewisse Erleichterungen für Frauen. Eigentliche feministische Bewegungen entstanden jedoch erst im 19. Jahrhundert und auch da erst in seiner zweiten Hälfte.[152] Die erste Hälfte dieses Jahrhunderts war gekennzeichnet durch eine Europäisierung des Adels und durch zaghafte Verwaltungs- und Rechtsreformen. Die sozialen Umwälzungen der zweiten Jahrhunderthälfte (Alexander II., III., Nikolaus II.) spielten sich ab vor dem sich stets wiederholenden Zyklus von Reform und Reaktion. Wurde der Druck im Volk zu gross, gewährte die Obrigkeit gewisse Erleichterungen. Wurden diese Reformen strapaziert, erfolgten repressive Gegenmassnahmen, Verbot, Verfolgung, Prozesse, Todesurteile. Die Angst vor Revolution schien die Triebfeder des innenpolitischen Handelns der Zaren zu sein. Das Zarenregime war ungebrochen autokratisch, doch es herrschte nunmehr ein Klima permanenter Gärung im Volk. 1861 erfolgte die Aufhebung der Leibeigenschaft. Etwa 30 Millionen Bauern wurden in eine ungewisse Zukunft entlassen, aber auch für die Oberschicht und die Bürger begann eine ungewisse Zeit

---

152 Bessmertny 1901, Figner 1928, Stites 1978, Pietrov-Ennker 1999; auch Schirmacher 1905, Bonner 1992, Tuve 1984, Adirim 1984, sowie 1.3.2.

grosser sozialer Veränderungen. Dazu kam die Industrialisierung mit allen Folgeerscheinungen. Neue Theorien, Befreiungsbewegungen, revolutionäre Ideen berauschten das Volk und erschreckten die Regierung. Bekannt wurden vor allem die Nihilisten mit ihrer Ablehnung aller bestehenden Autoritäten in Staat, Kirche, Familie sowie die Anarchisten mit ihrer Ablehnung des Staates an sich und seinen Hierarchien. In diesem Klima musste auch die Befreiung der Frauen ihren Platz finden.

Diese letztere Befreiungsbewegung begann in den 1860er Jahren. Auch hier war die Befreiung der Leibeigenen und der Frauen eng mit einander verknüpft, und die allgemeine Gesellschaftskritik kam nicht umhin, sich auch der Frauenfrage, in Russland „Sache der Frauen" genannt, anzunehmen. Der europäische Roman, George Sand und die literarische Diskussion hatten in der Oberschicht das Klima vorbereitet und Frauen aufgerufen, über ihre Stellung nachzudenken und Selbständigkeit anzustreben. Die ersten Gebiete, deren sich Frauen annahmen, waren Wohltätigkeit und Bildung. Die karitativen Aufgaben im rückständigen, sich modernisierenden Land waren gewaltig und führten zu ersten autonomen Frauenorganisationen. Allerdings blieb der Handlungsspielraum der Frauen angesichts der verhärteten patriarchalischen Strukturen gering. Emanzipation der Frauen war ein gesellschaftspolitisch neues Phänomen ohne die langfristige Vorbereitung durch philosophische oder sozialkritische Autoren.

Relativ erfolgreich verliefen, wenigstens langfristig gesehen, die Fortschritte im Bildungswesen der Frauen.[153] Sie waren die Früchte des ungeheuren Drangs der Frauen nach Bildung: „Nicht Glück und Güter suchten sie, sondern Licht und Wahrheit, und ihr brennender Wissensdurst wurde weder durch Hunger noch durch Leiden und Entbehrungen jeder Art geschwächt."[154] An Privatschulen, in Pensionaten und Instituten ausgebildete Frauen setzten sich schon in der Mitte des Jahrhunderts dafür ein, oft zusammen mit Behörden, dass nicht nur Töchterschulen entstanden, sondern auch pädagogische Kurse für Erzieherinnen, Kindergärtnerinnen und Lehrerinnen. In

---

153 S. 1.3.2.
154 Bessmertny 1901, 349.

den Jahrzehnten ab 1860 entstand auch ein steter und oft enttäuschter Drang der Frauen an die Universität, wobei die Medizin ganz im Vordergrund stand. Die in Zürich promovierte Ärztin Suslowa wurde in Russland als Vorbild gefeiert, und Mediziner lobten die im Ausland erworbene Ausbildung der nachfolgenden Ärztinnen. Die Möglichkeiten des Studiums in Russland wurden „wegen nihilistischer und revolutionärer Umtriebe" mehrmals unterbunden.[155] Für die Regierung stellte das Medizinstudium den Gipfel der Frauenemanzipation dar. Bildung wurde jedoch populär, und es entstanden neue Erwerbszweige. Was in den Hauptstädten St. Petersburg und Moskau begann, dehnte sich in die Provinz aus, trotz Unruhen, polizeilicher Beobachtung und endlosen Repressionen. Schon in den 1870er Jahren wurde vielfach die Alternative diskutiert: Bildung oder Revolution? Die Ermordung des „Reformzaren" Alexander II. 1881 und die absolute Autokratie seines Nachfolgers Alexander III. führten zu einer Radikalisierung auch der diversen Befreiungs- und revolutionären Bewegungen, jedoch auch zu einer Begrenzung der Anliegen der Frauenbewegung. Was nicht mit Bildung oder Erwerbstätigkeit zu tun hatte, galt für das Regime als revolutionär.[156]

Trotz diesen Umständen gelangen in den 1890er Jahren einige, das Leben der Frauen erleichternde Fortschritte, zum Teil sogar inspiriert von Vorgängen in den Vereinigten Staaten. Auf sittlichem Gebiet kämpften auch hier Frauen gegen den Missbrauch von Alkohol und gegen die Prostitution. Solidarität unter den Frauen äusserte sich in der Gründung der Gesellschaft zur gegenseitigen Unterstützung der Frauen. Auch die zivilrechtliche Stellung der Frau konnte in diesem Jahrzehnt etwas verbessert werden, nicht zuletzt durch ein neues Scheidungsrecht. Das neue Recht der Frau, einen Pass zu erwerben, mag als Kuriosum erscheinen, hätte es nicht das Ende des Einverständnisses des Gatten bedeutet; eine Frau durfte nunmehr als selbständige Person ins Ausland reisen. Schliesslich erlangten die Frauen auch das Stimmrecht auf kommunaler Ebene.

Bewegungen und nationale Organisationen zur Erlangung der von den Frauen geforderten Rechte, wie sie andere Länder kannten,

---

155 Ausführlich s. 1.3.2.
156 Schirmacher 1905, Kap. Russland.

gab es im Russland des 19. Jahrhunderts kaum. Dies ist sicher nicht dem Willen und der Motivation der russischen Frauen zuzuschreiben als vielmehr der überwältigenden kombinierten Opposition der Männer und der zaristischen Regierung. Eine echte Frauenrechtsbewegung entstand erst im Revolutionsjahr 1905, also unter dem letzten Zaren Nikolaus II.[157] Diese Bewegung war allerdings gespalten in einen feministischen Teil, der vor allem um das Stimmrecht kämpfte, und einen sozialistischen Teil, der das Heil in einem besseren Staat sah. Die proletarische Frauenrechtsbewegung setzte sich vor allem für Schutz und Rechte der Arbeiterinnen ein, für Arbeitshygiene und Fabriksinspektionen. In diesen letzten Jahren des Zarentums 1905 bis 1917 standen nicht mehr Nihilisten, Anarchisten und Utopisten im Vordergrund, sondern Sozialisten, Marxisten und Bolschewisten. Auch für die russische Frau war eine neue Zeit gekommen.

2.3 Vergleichende Betrachtungen

In Kapitel 1.4 wurde der Beginn von Medizinstudien für Frauen in verschiedenen Ländern vergleichend betrachtet. In diesem Zusammenhang drängt sich auch eine ländervergleichende Betrachtung von Feminismus und Frauenrechtsbewegungen auf. Für die organisierten Studienmöglichkeiten für Frauen lässt sich der Beginn für jedes Land genau festlegen, und die Weise ihrer Einführung und Fortsetzung zeigt sich für die untersuchten Länder sehr spezifisch. Solche harten historischen Eckdaten können für eine vergleichende Betrachtung von Feminismus und Frauenrechtsbewegungen nicht angegeben werden. Diese sind überall in einem langdauernden Prozess hervorgegangen, der in Schriften und Reden begann, Verbreitung gewann und schliesslich lokale und nationale Organisationen bildete. Der

---

157 Stites 1978, 191. Der von den Frauenbewegungen im 19. Jahrhundert noch vermiedene Begriff Feminismus wurde nunmehr zum Markenzeichen erhoben.

Übergang von feministischen Ideen zu politisch tätigen Organisationen ist also fliessend. Dennoch zeigen feministische Bewegungen in einzelnen Ländern grosse Unterschiede sowohl in ihrem Beginn als auch in ihren Voraussetzungen, Erfolgen und Niederlagen. Diese Unterschiede sind vor allem bedingt durch die länderspezifischen Mentalitäten und die politischen Verhältnisse.

In den Vereinigten Staaten beginnt ein kontinuierlicher Prozess der Emanzipation der Frauen am frühesten. Er gedeiht in der freiheitlichen jungen Republik mit ihrer Toleranz und ihrer Rede- und Pressefreiheit. Starke Frauen setzen sich ein, und spätestens 1848 kommt es mit dem Kongress und der Deklaration von Seneca Falls zum Beginn einer nationalen Bewegung. Die populäre Bewegung zur Abschaffung der Sklaverei war eine wichtige Hilfe, und spezifisch amerikanisch war das Entsetzen der Feministinnen, als 1865 die Sklaven, nicht aber die Frauen, befreit wurden und das Stimmrecht erhielten. Motiviert kämpften die Frauenverbände weiter, mit dem nunmehrigen Hauptziel ihrer politischen Rechte.

Die allgemeine Situation in Grossbritannien war der amerikanischen sehr ähnlich, obschon die politischen Rahmenbedingungen unterschiedlich waren: In Grossbritannien eine konstitutionelle Monarchie, jedoch mit einem aktiven Parlamentarismus und einem hohen Mass an persönlicher Freiheit. Auch hier finden sich viele hervorragende Frauen, die ihre Rechte gegen eine starke patriarchalische Opposition verteidigten und durchsetzten, in immer stärkerem Masse das Stimmrecht.

Ein Graben trennt die Entwicklung in den angelsächsischen Ländern und Kontinentaleuropa. Die Französische Revolution führte zwar zu Grundtexten des Feminismus und in Frankreich kurzfristig auch zu entsprechenden Aktionen. Während jedoch die Bewegung in USA und Grossbritannien an Nachhaltigkeit gewinnt, kehrt in Frankreich die Männerherrschaft zurück und setzt sich unter Napoleon, den Restaurationskönigen und Napoleon III. fort. Die Frauenrechtsbewegung ist wenig prominent und kommt erst in der Dritten Republik ab den 1870er Jahren zu praktischen Erfolgen. Es scheint, dass das traditionelle Frauenbild, das man als das viktorianische bezeichnet, in Frankreich stärker verankert war als in den angelsächsischen Ländern.

Auch in Deutschland war das traditionelle Frauenbild ähnlich resistent wie in Frankreich. Dazu kamen ausgesprochen autoritäre Regierungen, und in der Bevölkerung Ordnungsliebe und Obrigkeitsgläubigkeit. Dies waren schlechte Voraussetzungen für Frauenrechtsbewegungen, die auch in der Tat spät einsetzten, kaum zu Massenbewegungen wurden und sich erst in einem späten Stadium auf politisches Gebiet wagten. Zweifellos war auch die vereinigte politische und patriarchalische Opposition in Deutschland stärker und länger dauernd als in anderen Ländern. Die Petitionen der Frauenverbände im letzten Viertel des 19. Jahrhunderts wurden vom Reichstag abgeschmettert, und die Öffnung der Universitäten für Frauen erfolgte viel später als in den anderen westlichen Ländern.

Eine extreme und eigentlich singuläre Situation zeigt sich in Russland. Auch hier der Zusammenhang mit der Sklaverei, deren Abschaffung 1861 eine Grundwelle von feministischen Aktivitäten und Hoffnungen erkennen lässt. Noch stärker als in Deutschland jedoch war die Macht des autokratischen Regimes, das in der Lage war, alle Erfolge und scheinbaren Errungenschaften nach einiger Zeit als „revolutionär" zu unterdrücken und einen Zyklus von Reform und Reaktion zu produzieren. Nicht vor dem Beginn des ersten Jahrzehnts des 20. Jahrhunderts konnte eine organisierte Frauenrechtsbewegung entstehen, die bald auch politisch aktiv wurde. Für die politischen Umwälzungen und das Ende des Zarenregimes war allerdings die auch in westlichen Ländern wichtige proletarische Frauenbewegung von grösserer Bedeutung. Wenn in diesen Ausführungen die bürgerliche Frauenrechtsbewegung im Vordergrund steht, so nur deshalb, weil sie für die Erweiterung der Bildungsmöglichkeiten der Frauen und damit auch für ihr Universitätsstudium im Vordergrund steht.

Eine grobe Einteilung müsste sicher zuerst die Länder USA und Grossbritannien mit früh beginnenden und florierenden Frauenrechtsbewegungen aussondern. Die andere Hauptgruppe müsste Frankreich, Deutschland und Russland umfassen, charakterisiert durch spät einsetzende und schwächere Bewegungen. Diese letzteren drei Länder unterschieden sich wiederum beträchtlich in den Voraussetzungen und in den Möglichkeiten der Durchsetzung der Frauenrechte.

Tabelle 4 wiederholt den Zeitpunkt der Öffnung medizinischer Ausbildungsstätten für Frauen und setzt in Parallele den ungefähren Zeitpunkt organisierter Frauenrechtsbewegungen. Klar geht hier einzig hervor, dass dem Beginn von Medizinstudien in den angelsächsischen Ländern Frauenrechtsbewegungen vorangegangen waren, wohl von einer Art, die von der Gesamtbevölkerung wahrgenommen wurden. In Deutschland waren die Frauenrechtsbewegungen weniger ausgeprägt und durch die autoritären Machtstrukturem am längsten von Erfolgen abgehalten. Die Schweiz wiederum war zwar führend in der Ein- und Fortführung von Studienmöglichkeiten für Frauen; andererseits spielte dort die Frauenrechtsbewegung im 19. Jahrhundert eine sehr untergeordnete Rolle, obschon eine ihrer Vertreterinnen in der internationalen Organisation aktiv war.[158]

Tabelle 4. Beginn von Institutionen für ein reguläres Medizinstudium von Frauen und organisierte Frauenrechtsbewegungen in einzelnen Ländern.

	Beginn von Medizinstudien	Organisierte Frauenrechtsbewegung
1840–1850	USA	
1850–1860	USA	GB
1860–1870	CH , F	D
1870–1880	GB	F
1890–1900	R	
1900–1910	D	R

---

158 Marie Goegg (1826–1899), siehe Mesmer 1988, III.

3. Pionierinnen des Medizinstudiums und der Feminismus

3.1 Begründung der Auswahl

Teil 1 dieser Studie versuchte, die Anfänge von Medizinstudien von Frauen darzustellen. Den zeitlichen und räumlichen Rahmen bildeten dabei das 19. Jahrhundert respektive die Vereinigten Staaten und die dafür wichtigsten Länder Europas. Für die Situation der Pionierinnen des Frauenstudiums ist bedeutsam, dass die Frau in der Gesellschaft strikten Regeln und Erwartungen unterworfen war und dass die Medizin eine ausschliessliche Domäne von Männern war. Die Frau, die sich anheischig machte, Medizin zu studieren, trat nicht nur aus der „weiblichen Sphäre", sondern auch in eine neue, ihr bisher verschlossene Studien- und Arbeitswelt. Zu den Problemen dieser Novität gesellte sich auch die Opposition grosser Teile der Männerwelt, der Gesellschaft und der Behörden. Offensichtlich gehörte zur Überwindung so vieler Widerstände und Anfeindungen viel Mut, Selbstbehauptung und Durchhaltevermögen. So drängt sich die Frage auf nach der Motivation dieser Frauen, insbesondere ihrer ersten Generation, die noch Einzelkämpferinnen kannte.

Die vordergründige Erklärung der Motivation der Pionierinnen bildet natürlich ihr Berufsziel der Ärztin, der Glaube an deren Notwendigkeit und ihre Aufgaben. Ein solches Ziel ins Auge zu fassen, erforderte Intelligenz, Neugier und Unternehmungslust. Um jedoch aus der festgeschriebenen „weiblichen Sphäre" der Zeit auszubrechen und allen Widerständen zum trotz diesen Weg zu gehen, erforderte es eine Kraft oder einen Verbündeten, der Unterstützung und Rückenwind verlieh. Hier drängt sich der eben zu jener Zeit aufkommende Gedanke an die Befreiung der Frau aus ihrer traditionellen Rolle auf; Feminismus lag in der Luft und wurde diskutiert, begeistert von wenigen, verdammt von vielen. Feminismus und daraus resultierende Frauenrechtsbewegungen sind daher als wichtige Motivationshilfen anzunehmen und wurden in Teil 2 parallel zum Eintritt der Frauen in die Medizin dargestellt.[159]

Die Frage, ob und in welcher Weise Feminismus die Pionierinnen beeinflusst hat, ist wohl nicht allgemein zu beantworten, sondern bloss im Blick auf individuelle Laufbahnen, und nur eine Vielzahl von Biographien dürfte eine historisch begründete Antwort auf unsere Frage gestatten. Mit diesem Ziel vor Augen wurde eine Auswahl von zehn Pionierinnen getroffen, deren Biographien auf Spuren von motivierendem Feminismus untersucht wurden (Tabelle 5). Für die Auswahl massgebend waren primär Pionierinnen, welche in der Literatur prominent vertreten sind.[160] Ferner erfolgte eine Beschränkung auf Vertreterinnen der ersten Generation mit Geburtsjahr zwischen 1821 und 1847 und Jahr des medizinischen Doktorexamens von 1849 bis 1877. Die Reihenfolge erfolgt nach dem Jahr der Geburt. Schliesslich sollten die in Teil 1 untersuchten Länder vertreten sein: USA, Grossbritannien, Frankreich, Schweiz, Deutschland, Russland. Selbstverständlich handelt es sich um eine kleine Auswahl und hätten weitere prominente Pionierinnen eine Aufnahme verdient. Aus Tabelle 5 ist auch ersichtlich, dass einzelne Vertreterinnen zuvor schon Studienabschlüsse gemacht haben: Zakrzewska war diplomierte Hebamme, Garrett und Putnam diplomierte Apothekerinnen. Fünf Frauen auf Tabelle 5 haben in der Schweiz doktoriert, stammen jedoch aus Grossbritannien, Russland, Deutschland, Schweiz und USA, ein weiterer Hinweis auf die Migrationen der Pionierinnen. Alle zehn ausgewählten Frauen sind übrigens bereits in Teil 1 erwähnt worden. Literatur, die sich mit einzelnen der zehn Frauen befasst, wird in den folgenden zehn Kapiteln erwähnt.

---

159 Zu Feminismus und Medizin etwa Stone 1930, Forster 1965, Drachman 1976, Morantz-Sanchez 1985, Pringle 2011, 28.
160 Werke enthaltend je mehrere Pionierinnen: Blake, J. 1965, Hays 1967, Rohner 1972, Chaff 1977, Abram, ed. 1980, Morantz-Sanchez 1985, Levin 1988, Bonner 1988, 1989, 1992, Blake, C. 1990, More/Fee/Parry 2009.

Tabelle 5. Zehn Medizinerinnen der ersten Generation. Geburtsjahr, Land der Haupttätigkeit, erster Studienabschluss, medizinische(s) Doktorat(e).

Name	geb.	Land	erstes Diplom	Dr. med.
Elizabeth Blackwell	1821	USA		1849 USA
Emily Blackwell	1826	USA		1854 USA
Marie Zakrzewska	1829	D/USA	1851 D	1856 USA
Elizabeth Garrett Anderson	1836	GB	1865 GB	1870 F
Sophia Jex-Blake	1840	GB		1877 CH
Mary Putnam Jacobi	1842	USA	1863 USA	1864 USA, 1871 F
Nadeschda Suslowa	1843	R		1867 CH
Franziska Tiburtius	1843	D		1876 CH
Marie Vögtlin	1845	CH		1874 CH
Susan Dimock	1847	USA		1871 CH

3.1.1 Elizabeth Blackwell (USA, GB)

Im Jahr 1850 wurde in den USA die erste Medizinschule für Frauen gegründet. Beherzte Frauen begannen Medizin zu studieren, zuerst in Philadelphia, dann auch in anderen Städten, später in Europa und weltweit. Eine einzelne Frau hatte jedoch bereits 1849 ein medizinisches Doktorat erlangt, dies nach einem Studium an einer regulären, d. h. rein männlichen Medizinschule. Diese Frau, Elizabeth Blackwell (1821–1910), ist also die erste Ärztin im heutigen Sinn. Sie ist als solche Legende geworden, und eine Vielzahl von Büchern und Biographien haben sie verewigt.[161] Sie verdient unsere volle

---

161 Baker 1946, Ross, 1949, Bell 1953, Blake, J. 1965, Fancourt 1965, Hays 1967, Lopate 1968, Walsh 1977, Abram 1980, Forster 1984, Morantz-Sanchez 1985, Levin 1988, Bonner 1992, 6–29, Chung 2010. Diese Liste ist sicher nicht vollständig; daneben gibt es auch Schriften ohne wissenschaftlichen Wert.

Kasten 7. Elizabeth Blackwell (1821–1910). Chronologie.

1821 Geboren in Bristol, England
1832 Übersiedlung nach New York, dann Jersey City, NJ
1838 Cincinnati, OH. Tod des Vaters. E. B. unterrichtet in einer boarding school
1843 Unterrichtet in Henderson, KY
1845 Unterrichtet in Asheville, NC. Medizin als Möglichkeit?
1846 Unterrichtet in Charleston, SC. Private medizinische Studien
1847 Abgelehnte Anfragen und Beginn Medizinstudium in Geneva, NY
1849 Dr. med. Boston, Liverpool, London, Paris. Praktikum Maternité
1850 Berlin, Böhmen, London. St. Bartholomew's Hospital
1851 New York, Privatpraxis
1853 Gründet Dispensary
1857 Dispensary wird New York Infirmary for Women and Children
1858 Paris, London, Vorträge. Riviera
1859 New York, Infirmary
1861 Sezessionskrieg, Ausbildung von Pflegerinnen
1865 Gründet New York Infirmary and Woman's Medical College. Professur Hygiene
1871 Gründet British National Health Society
1873 Erste gesundheitliche Probleme. Winter in Rom
1874 London. Mitgründung School of Medicine for Women. Professur Gynäkologie
1878 Erster Winter Riviera. Weiterhin Vorträge und organisatorische Arbeit
1902 Sommersitz in Schottland
1906 Letzte Reise nach USA
1910 Tod in Hastings, England

Aufmerksamkeit jedoch nicht nur als die Erste, sondern auch als eindrückliche Persönlichkeit mit einer interessanten Motivations- und Folgegeschichte: Nach ihrem Studium versank sie nicht in der Stille einer unbekannten Arztpraxis, sondern erkämpfte sich einen Platz in der von Männern beherrschten Medizin, gründete in New York ein Krankenhaus, dann eine Medizinschule für Frauen und duplizierte diese erfolgreiche Laufbahn in London. Ihre Erfolge machten sie zum Vorbild für unzählige junge Frauen, die ihr trotz grossen Widerständen in die Medizin folgten.

Die zeitlichen und räumlichen Eckdaten weisen bereits auf eine überaus ungewöhnliche Biographie hin (Kasten 7). Weitere wichtige Elemente der Biographie von Elizabeth Blackwell sollen im Folgenden erwähnt werden. Sie beruhen teils auf der erwähnten biographischen Literatur, zur Hauptsache jedoch auf Blackwells autobiographischen Skizzen.[162] Dieses unersetzliche Werk von 204 Seiten hat die Autorin im Alter von über 70 Jahren verfasst, dies unter Aufnahme zahlreicher Briefe und Tagebuchstellen.

Die elfjährige Elizabeth ist mit der kinderreichen Familie Blackwell von England nach Amerika ausgewandert, hat also ihre reifere Jugend und ihr geistiges Erwachen in dieser ihr bald vertraut gewordenen Umgebung verbracht. Ihre erste Prägung in der Familie und ausserhalb ist bemerkenswert. Ihr Vater Samuel, ein Unternehmer, war aktiver Abolitionist und Anhänger der Reformbewegung. Er glaubte an die Gleichheit aller Menschen vor dem Gesetz, behandelte seine Frau und die Töchter mit Respekt und liess den Töchtern die bestmögliche Schulung angedeihen. Elizabeth erinnert sich:

> Our minds rapidly opened to new views of social and religious duty in the untrammelled social atmosphere of the West. The wider education of women was a subject then coming to the front; and we three sisters threw ourselves with ardour into the public conferences held in Cincinnati on this subject, actively supporting our staunch champion Lawyer Johnston, who ably opposed the reactionary efforts of the Roman Catholic Archbishop Purcell in his endeavour to check the liberal tendencies of the age in relation to women's education. [...] We attended political conventions and public meetings, and joined in singing political songs. It was a most exciting time. [...] The 'Dial' and afterwards the 'Harbinger', with its anticipation of social reorganisation, were then appearing. The writings of Cousin, Carlyle, and Fourier, were keenly studied, and Emerson was revolutionising American thought.[163]

Elizabeth war 17 Jahre alt, als ihr Vater starb. Um die Familie durchzubringen, eröffnete die Mutter eine Boarding School in der sie und Elizabeth unterrichteten. Lehrerin geworden, unterrichtete Elizabeth einige Jahre in drei Südstaaten. Dort kam sie zum ersten Mal in

---

162 Blackwell, 1895, passim.
163 Blackwell 1895, 12 f.

direkten Kontakt mit der Sklaverei, möchte Sklaven unterrichten, stösst jedoch auf das diesbezügliche Verbot. –

Ein erster Gedanke an Medizin brachte im Alter von 24 Jahren ein Besuch bei einer schwerkranken Freundin:

> This friend finally died of a painful disease, the delicate nature of which made the methods of treatment a constant suffering to her. She once said to me: "You are fond of study, have health and leisure; why not study medicine? If I could have been treated by a lady doctor, my worst sufferings would have been spared me."[164]

Elizabeth wies jedoch den Gedanken an Medizin zurück, da sie glaubte, kein Verhältnis zu körperlichen Dingen zu haben. Doch der Gedanke kam wieder und wieder, bis er sie nicht mehr losliess. Sie besprach sich mit mehreren Ärzten, die ihr im Blick auf die Situation in Amerika meist abrieten oder sie in Unkenntnis auf Europa verwiesen. Bedenklich war auch, dass der Ausdruck „female physician" gebräuchlich war für Abtreiberin –, das Letzte, woran Elizabeth denken mochte. Doch der Wunsch, voll ausgebildete Ärztin zu werden, war herangereift, und sie begann im Selbststudium medizinische Bücher zu lesen und sich insbesondere mit Schwangerschaft und Mutterschaft zu befassen. Durch Unterricht verdientes Geld wurde für ein Studium zurückgelegt. Unterstützung erhielt sie durch ihre Familie und einen Medizinprofessor in Charleston (South Carolina) der ihr sogar Unterricht gab und sie mit Literatur versorgte. Mit 25 Jahren war Elizabeth bereit, das Experiment ihres Lebens zu wagen. Sie bewarb sich an mehreren Medizinschulen, in Philadelphia, New York, Boston und anderen Orten (siehe Kasten 8). Selbstverständlich gab es lauter Absagen; welche Fakultät wollte schon eine Frau aufnehmen und sich damit selbst diskreditieren! Und doch gab es eine überraschende Zusage: Das wenig bekannte Medical College in Geneva im Staat New York erklärte sich bereit, sie aufzunehmen. Diese Erklärung mochte auf einem Missverständnis beruhen, Tatsache war jedoch, dass Elizabeth Blackwell erschien, aufgenommen wurde und das Studium mit Bravour meisterte. Die Studenten ihrer Klasse verhielten sich korrekt und behandelten sie als ältere Schwester, und auch die meisten Professoren gewährten Hilfe

---

164 *Ibid.*, 27.

und zeigten Sympathie. Sie empfing 1849 als erste Frau ihr medizinisches Doktordiplom mit den Worten: „Sir, I thank you; by the help of the Most High it shall be the effort of my life to shed honour upon your diploma."[165] Und ein begeisterter Dekan sprach von

> [...] The *leader* of her class [...]. She had passed through a thorough course *in every department*, slighting none; [...]. She had profited to the very utmost by all advantages of the institution, and by her lady-like and dignified deportment had proved that the strongest intellect and nerve and the most untiring perseverance were compatible with the softest attributes of feminine delicacy and grace.[166]

Es war ein Sieg für Elizabeth Blackwell, wenn auch erst ein Beginn; er erregte landesweites Aufsehen und war für die ihr folgenden zukünftigen Ärztinnen Vorbild und Hoffnung.

Kasten 8. Ein Bewerbungsschreiben Elizabeth Blackwells für einen Studienplatz.

Philadelphia, Oct. 8th 1847. Sir, Will you allow me to make an application through you, to the Castleton Medical College for permission to attend the lectures of the Institution. I wish to obtain a regular medical education and have been advised by Prof. J. K. Mitchell, Dr. Warrington, and other friends in this city to seek for admission into the Castleton School as being an admirable Institution, and from its location and the character of its students, not open to those objections which prevent my entrance into similar institutions in Philadelphia. Some years since I resolved to devote my life to the Profession of Medicine, believing that the practice of certain departments would devolve with peculiar propriety upon a woman. I realized however, the weighty responsibilities that rest on a physician and the absolute necessity for thorough acquaintance with the various departments of medicine, and determined to obtain a complete education and a Degree, as the testimonial of my attainments. I read medicine under the direction of Prof. S. H. Dickson of Charleston, and have received from him a satisfactory certificate of preparatory study. [...] I desire earnestly to obtain the education I need in America. I could obtain it in Paris, and I find that in Berlin [...]. But though my acquaintance with the french and german languages would render a

---

165 *Ibid.*, 90.
166 *Ibid.*, 91.

foreign tongue only a slight obstacle, the expatriation would certainly be a severe trial. [...] I cannot yet believe, that I shall have to seek in Europe the assistance America denies me. You, Sir, have the power of rendering me the aid I need; will you not encourage my attempt, and open to me, in true New England spirit, the many advantages of your Institution. Very respectfully Elizabeth Blackwell[167]

Als Ärztin zog Blackwell zur Weiterbildung nach Europa, wo die medizinische Pariser Schule in voller Blüte stand. Doch auch in Paris waren Ärztinnen unbekannt, und sie musste sich an der Maternité in die Reihen der lernenden Hebammen mengen, um sich in der Geburtshilfe weiterzubilden. Hier ereilte sie der Schicksalsschlag einer Infektion, die den Verlust eines Auges nach sich zog. Tapfer setzte sie ihren Weg fort: Medizinische Arbeit am Londoner St. Bartholomew's Hospital. 1851 reiste sie zurück nach Amerika.

Gerne hätte sie ein kleines Krankenhaus geführt, um dort ihre Vorstellungen und Methoden zu testen. Doch sie war mittellos und auf Privatpraxis angewiesen. So wurde sie die erste Ärztin in New York, oft angefeindet, sogar angepöbelt. Nach relativ ruhigen Studienjahren wehte ihr nun der raue Wind von Unverständnis und Ablehnung entgegen. Erst nach Jahren der Praxis konnte sie ihren Traum verwirklichen: Ein Dispensary, welches nach weiteren Jahren zur Infirmary mit 24 Betten wurde – wohl einer Art Poliklinik – und schliesslich zu nichts Geringerem als einer Medical School für Frauen. Nach einem weiteren Zwischenspiel in London kehrte Blackwell 1869 endgültig nach England zurück, wo sie ihre Erfolge wiederholen konnte. Für die erste Frau war ihre medizinische Laufbahn ein grosser Erfolg. Dabei hat sie stets für einen hohen medizinischen Standard gekämpft. Sektenmedizin hat sie abgelehnt. Auf ihre medizinischen Ansichten und Tätigkeiten soll hier nicht weiter eingegangen werden; sie sind von ihr selbst und von neueren Autoren ausgiebig beschrieben worden.

Elizabeth Blackwell blieb unverheiratet und zog ein Adoptivkind auf. Die Beziehungen der Geschlechter hat sie zeitlebens sehr beschäftigt. Als junge Ärztin meinte sie:

167 Waite 1947, 110–112.

I have really no *medical friend*; all the gentlemen I meet seem separated by an invincible, invisible barrier. [...] It will not always be so; when the novelty of the innovation is past, men and women will be valuable friends in medicine, but for a time that cannot be.[168]

Ihre Zuversicht, dass es mit der Zeit zu unbelasteten Beziehungen und zur Zusammenarbeit der Geschlechter kommen würde, hat sich in ihrem späteren Leben noch erfüllt. Bald war sie nicht mehr die einzige Ärztin, und als sie 1910 starb waren es in den USA deren 7000. Kooperation als notwendige Zukunft nicht nur der Geschlechter, sondern der ganzen Gesellschaft bezeichnete sie als einen ihrer Glaubenssätze. Als es dann weitere Ärztinnen gab, wurden einige von ihnen zu geschätzten Mitarbeiterinnen von Blackwell. Darunter waren manche der bedeutendsten Pionierinnen der ersten Generation: ihre Schwester Emily, Marie Zakrzewska und Mary Putnam in New York, Elizabeth Garrett in London, und an beiden Orten Sophia Jex-Blake. Bei ihrem mehrfachen Wechsel zwischen den Kontinenten scheint die Frage nicht unerheblich, ob sich Elizabeth Blackwell als Engländerin oder Amerikanerin fühlte. Sie hat zwar mehr Lebensjahre in England verbracht, in Amerika jedoch ihre reifere Jugend, die Suche, Erfahrungen und Entscheidungen der jungen Frau, das Studium und den erfolgreichen beruflichen Aufstieg erlebt.

Blackwell hat in Amerika und Europa zahlreiche Vorträge gehalten. Dabei stand anfänglich das generelle Thema von Frau und Medizin im Vordergrund, mit dem sie um Verständnis warb und bei viel Ablehnung auch zündend auf studierwillige junge Frauen gewirkt hat. Später war sie begehrte Rednerin, weil jedermann die legendäre erste Ärztin sehen wollte. Blackwell hat jedoch auch Bücher geschrieben (Kasten 9). Ihre Titel weisen auf ihre wichtigsten Interessensgebiete. Im Vordergrund steht das Thema *Medical Education of Women*.[169] Drei Bücher behandeln das Thema der Kindererziehung mit besonderer Berücksichtigung von Geschlecht und Sexualität.[170] Als Ärztin hatte die Autorin Einblick in sexuelles Fehlverhalten, Prostitution, allgemeine Amoral und Gewalt. Der Schlüssel für eine

168 Blackwell 1895, 172.
169 Blackwell 1856.
170 Blackwell 1852, 1878, 1884.

bessere Zukunft konnte nur Erziehung und Bildung sein. In diesem Sinne muss sie als „educator" bezeichnet werden. Das Buch über wissenschaftliche Forschung schliesslich erinnert daran, dass Blackwell zwar die grossen Fortschritte der medizinischen Wissenschaft ihrer Zeit wahrgenommen und angewendet hat, dass ihr jedoch die ethische und qualifiziert helfende Seite der Medizin näherlag.[171] Ihr letztes Buch enthält in zwei Bänden Vorträge und kleinere Schriften.[172] Mit zu diesem Reigen gehört natürlich ihre schon erwähnte wertvolle Autobiographie von 1895.

Kasten 9. Schriften von Elizabeth Blackwell.

1850 Medicine and Morality
1852 Laws of Life, with Special Reference to the Physical Education of Girls
1856 Address on the Medical Education of Women
1870 How to Keep a Household in Health
1871 The Religion of Health
1878 Counsel to Parents on the Moral Education of their Children in Relation to Sex
1882 Christian Socialism
1882 Rescue Work in Relation to Prostitution and Disease
1883 Wrong and Right Methods of Dealing with Social Evil
1884 The Human Element in Sex: Being a Medical Inquiry into the Relation of Sexual Physiology to Christian Morality
1885 On the Decay of Municipal Representative Government
1888 A Medical Address on the Benevolence of Malthus
1892 Why Hygienic Congresses Fail
1895 Pioneer Work in Opening the Medical Profession to Women. Autobiographical Sketches
1898 Scientific Method in Biology
1899 Essays in Medical Sociology

Mehrere moderne Autoren haben darauf hingewiesen, dass die frühen Ärztinnen in stärkerem oder geringerem Mass Feministinnen waren. In der Tat sind Pionierinnen schwer vorstellbar, die im

171 Blackwell 1898.
172 Blackwell 1899.

19. Jahrhundert aus der „weiblichen Sphäre" der viktorianischen Gesellschaft ausbrachen, ohne direkt oder indirekt mit den Ideen des Feminismus in Kontakt gekommen zu sein. Daher die wichtige Frage, wie dies die erste der Ärztinnen, Elizabeth Blackwell, erlebt hat. Erstaunlicherweise gibt es in der umfangreichen Autobiographie der über 70-Jährigen nur einen einzigen Passus, in welchem sie zum Thema Feminismus oder Frauenrechtsbewegung Stellung nimmt. Sie tut dies in Form der Kopie eines Briefs, den sie 1850 als junge Ärztin geschrieben hat:

> [...] The "Woman's Rights Convention", held at Worcester, Mass. I have read through all the proceedings carefully. They show great energy, much right feeling, but not, to my judgment, a great amount of strong, clear thought. This last, of course, one ought not to expect in the beginning; but in my own mind I have settled it as a society to respect, to feel sympathy for, to help incidentally, but not – for me – to work with body and soul. I cannot sympathize fully with an anti-man movement. I have had too much kindness, aid, and just recognition from men to make such attitude of woman otherwise from painful; and I think the true end of freedom may be gained better in another way. [...] I must keep my energy for what seems to me a deeper movement. [...] But I feel a little perplexed by the main object of the Convention – Woman's Rights. The great object of education has nothing to do with woman's rights, or man's rights, but with the development of the human soul and body.[173]

Dass Blackwell an der Frauenrechtsbewegung interessiert war, geht daraus hervor, dass sie alle Protokolle des letzten nationalen Kongresses liest. Sie bewundert die Bewegung, begegnet ihr mit Sympathie, kann sich jedoch nicht für sie einsetzen. Ihre Kritik zielt vor allem darauf, dass die Bewegung gegen die Männer gerichtet ist, was nicht der richtige Weg sein kann. Sie weist darauf hin, dass sie von Männern viel Hilfe und Respekt erfahren hat. In der Tat wurde sie in ihren Studienjahren von Professoren und Studenten gut behandelt; die Schwierigkeiten kamen später. Die Frauenrechtsbewegung begann in der Tat und aus naheliegenden Gründen betont männerfeindlich, um erst später zu Toleranz und Kooperation zu finden. Blackwell hat diese Entwicklung vorweggenommen und in ihrem

---

173 Blackwell 1895, 178 f. Die zweite amerikanische Woman's Rights Convention fand 1850 in Worchester, MA, statt.

Leben durchgehalten. Wichtiger vielleicht ist, dass sie den Begriff der Frauenrechte ablehnt, dies hier mit der etwas verschwommenen Begründung, dass es um Erziehung und Bildung des Menschen gehe. Sie hätte wohl lieber von Pflichten als von Rechten der Frau gesprochen. Sicher standen in ihrer Werteskala viele Dinge höher als die Frauenrechte; und persönlich hatte sie Ziele erreicht, die bisher den Frauen verschlossen waren, und dies aus eigener Kraft und ohne Hilfe von Organisationen. Die Tatsache, dass sie im Text, den sie als über 70-Jährige geschrieben hat, kaum auf Feminismus eingeht, ist ein wichtiger Hinweis darauf, dass diese Thematik für sie nicht an vorderster Stelle stand.

Auch andere Autoren kommen im Wesentlichen zu dieser Schlussfolgerung. Ishbel Ross meint zusammenfassend: Blackwell vermied es, die Trommel für Frauenrechte zu rühren, denn sie war völlig darauf ausgerichtet, einen hohen medizinischen Standard aufrecht zu erhalten, und sie wusste, dass nichts ihre Arbeit so rasch ruinieren würde als der Ruf, exzentrisch zu sein.[174] Ähnlich John Blake: Blackwell war völlig einig mit den spirituellen und intellektuellen Inhalten der Frauenrechtsbewegung, in der sie zwar nur eine untergeordnete Rolle spielte, doch im Gesamtbild der Frau in der Medizin spielte die Frauenrechtsbewegung eine wichtige Rolle.[175] Nach Fancourt bewunderte Blackwell die Feministinnen, stand aber ausserhalb der Bewegung.[176] Sie hatte jedoch Kontakte mit diversen Vertreterinnen, so in England mit Emily Davies, Barbara Bodichon, Florence Nightingale.

Einige Autoren haben sich intensiv mit dem Problem befasst, so etwa Margaret Forster.[177] Nach ihr ist Elizabeth Blackwell von grösster Bedeutung nicht als Feministin, sondern für den Feminismus. Was sie als einzelne Frau und als erste erreichte, war ein Triumph für das, was Frauen erreichen konnten und machte sie zu einer Ikone der Frauenrechtsbewegung, obwohl sie zu dieser auf Distanz ging. Auch betont Forster Blackwells Stellungnahme gegen eine männerfeindliche Haltung und für ein entspanntes Verhältnis der Geschlechter.

174 Ross 1949.
175 Blake, J. 1965, 99–103.
176 Fancourt 1965.
177 Forster 1984, 52–90. Ähnlich auch Drachman 1976, Kap. IV.

Sie sei Feministin gewesen insofern als Geschlecht kein Hindernis für Zielverwirklichung sein darf. Vielmehr solle die Frau frei sein in ihrer Entscheidung, ob sie Mutter oder Berufsfrau sein möchte. Es ist also für Blackwell völlig in Ordnung, dass sich die eine Frau für Heim und Mutterschaft entscheidet, eine andere zum Beruf der Ärztin. In dieser Beziehung steht Blackwell nach Forster im Gegensatz zu Feministinnen wie Stanton oder Anthony. Das Leben einer Frau sei offen für alles.

Regina Morantz-Sanchez spricht von Blackwell etwas vermessen als von einer radikalen Feministin, weist jedoch auf einige wichtige Aspekte hin.[178] So habe sie oft unter einem störenden Einfluss von Männern gelitten, eine unkritische Übernahme männlicher Rollenmodelle aus prinzipiellen Gründen jedoch abgelehnt. Ausserberuflich habe Blackwell zwischen romantischen Gefühlen und Furcht vor Intimität gestanden. Auch habe sie den Glauben vieler Feministinnen an eine höhere Moral der Frau geteilt. Moralität und Sentimentalität seien wichtige Bestandteile ihrer Persönlichkeit gewesen. Als Medizinerin sei sie wissenschaftlich für ihre Zeit eher naiv gewesen. Bakteriologie und Immunologie sei für sie „männliche Medizin" gewesen.

Elizabeth Blackwell wird wohl immer eine Zwischenstellung einnehmen zwischen der sozialreformatorischen Sympathisantin für den Feminismus, die sie war, und der leuchtenden Ikone des Feminismus, zu der sie gemacht wurde. Ihre Emanzipation geschah aus Gehalten, die sie in ihrer Jugend erhalten und verarbeitet hatte. Bemerkenswert war auch der Kreis ihrer Familie: Beide Eltern waren Abolitionisten, die Frau ihres Bruders Samuel, Antoinette Brown, war die erste Pfarrerin, Elizabeths Schwester Emily war ebenfalls Ärztin, ihr Bruder Henry unterstützte die Frauenrechtsbewegung und seine Frau, Lucy Stone, spielte darin eine überragende Rolle. Die Zeit war reif für ein neues Lebensbild der Frau. Elizabeth Blackwell meinte schon als junge Frau: In hundert Jahren werden die Frauen nicht mehr sein, was sie heute sind.

---

178 Morantz-Sanchez 1985, Kap. 7.

3.1.2 Emily Blackwell (USA)

Elizabeth Blackwells jüngere Schwester Emily wurde ebenfalls Ärztin. Auch sie gehört zu den Pionierinnen und war sehr erfolgreich, stand jedoch aus naheliegenden Gründen stets im Schatten ihrer älteren Schwester, die als „die Erste" alle Aufmerksamkeit auf sich ziehen sollte. Dies ist auch der Grund, weshalb es über Emily Blackwell sehr viel weniger Literatur gibt.[179]

Bemerkenswert waren nicht nur Elizabeth und Emily, denn alle fünf Schwestern Blackwell sowie ihre beiden Schwägerinnen Lucy Stone und Antoinette Brown waren rebellisch und gehörten zu den „neuen Frauen" ihrer Zeit. Beim Tod des Vaters war Emily erst zwölf Jahre alt, hatte also den Einfluss dieses stimulierenden Manns weniger wahrgenommen als ihre älteren Geschwister. Sie erfuhr eine ebenso gute Schulung wie ihre Brüder, teils durch Hauslehrer; sie lernte Latein, Griechisch und Deutsch und entwickelte eine Liebe zu klassischer Literatur, zu Kunst und Natur. Auch sie wurde zuerst Lehrerin an der Schule der Mutter und sparte Geld für ein Medizinstudium, denn das Vorbild ihrer älteren Schwester war Motivation und Verpflichtung geworden. Während Elizabeth Medizin studierte nahm Emily bereits Privatunterricht in Anatomie beim Prosektor des Medical College of Cincinnati. Elizabeth sah ihre Schwester bereits als zukünftige Partnerin, warnte sie als junge Ärztin aber auch vor dem zu erwartenden gesellschaftlichen und professionellen Antagonismus, der schmerzhaften Einsamkeit und dem Mangel an Unterstützung und Respekt oder Zusammenarbeit. Emily liess sich jedoch nicht entmutigen, bewarb sich 1851 bei zehn Medizinschulen und erhielt lauter Absagen, so auch von Geneva, NY, wo ihre Schwester studiert hatte. Wohl wäre sie an einer der beiden bereits eröffneten Woman's Medical Colleges von Philadelphia oder Boston aufgenommen worden, doch standen diese noch in einem etwas zweifelhaften Ruf. Für Emily galt jedoch schon damals der Grundsatz, dass in Sachen Bildung kein Anspruch zu hoch sein dürfe.

---

[179] Hays 1967, Abram 1980. Verstreute Information auch in Blackwell 1895, Stone 1930, Blake, J. 1965, Walsh 1977, Morantz-Sanchez 1985, Levin 1988, Drachman 1976, Bonner 1992, 25–29.

Schliesslich erklärte sich das Rush Medical College in Chicago bereit, Emily aufzunehmen. Jedoch nach einem Jahr des Studiums wurde Emily als Frau entlassen, weil die Schulleitung der andauernden Opposition von Professoren und Studenten überdrüssig war. Die Fälle der Medical Colleges von Geneva und von Rush sind charakteristisch für diese Frühzeit: Nach der probeweisen Aufnahme einer oder mehrerer Frauen wächst die Opposition innerhalb und unter den Schulen und das Experiment wird beendet. Emily Blackwell hatte das Glück, am Cleveland Medical College ihr Studium fortzusetzen und 1854 mit Auszeichnung ihren Doktor der Medizin zu erwerben. Eingedenk der Warnungen ihrer Schwester hatte Emily einmal den Gedanken gehegt, sich als Mann verkleidet in Europa weiterzubilden – auch dies charakteristisch für die Zeit. Sie ging dann doch als Frau und fand während zwei Jahren verständnisvolle Lehrer, darunter auch Koryphäen, in Edinburgh, London, Paris, Berlin und Dresden. Elizabeth schrieb ihr:

> I shall be very anxious to know what you do in Paris. [...] You have done excellently in Edinburgh. [...] My conviction becomes constantly stronger that you will return, and my plans for the future all involve that fact.[180]

In der Tat war 1856 der Zeitpunkt gekommen, an dem die Zusammenarbeit der beiden Schwestern beginnen konnte. Sie leiteten ab diesem Jahr gemeinsam das von Elizabeth einige Jahre zuvor in New York gegründete Dispensarium. Emily beeindruckte dabei nicht nur als geschickte Chirurgin, sondern auch als überraschend kluge Administratorin, Buchhalterin und Geldbeschafferin. Ein Jahr später erfolgte die Erweiterung zur eigentlichen Klinik, zum New York Infirmary for Women and Children, und 1859 verlegte Elizabeth ihre Tätigkeit für ein Jahr nach London und konnte die Leitung der Klinik mit ruhigem Gewissen ihrer tüchtigen Schwester überlassen.

Auf die Rückkehr von Elizabeth folgten die Bürgerkriegsjahre 1861–1865, in denen für Emily die Ausbildung von Pflegerinnen für die zahlreichen Kriegsverletzten im Vordergrund stand. Nach Kriegsende kam die Zeit, in der die Schwestern nach langem Zögern die Klinik zum Women's Medical College of New York ausbauten. Die

---

180 Blackwell 1895, 204.

Schule begann mit 15 Studentinnen und einem Lehrkörper von neun. Emily übernahm die Professur für Obstetrik und Gynäkologie, Elizabeth diejenige für Hygiene. Nachdem dieses grosse Ziel erreicht war, setzte Elizabeth 1869 für den Rest ihres Lebens ihre Arbeit in England fort, Emily jedoch wurde Dekanin des Medical College und bald auch Mitglied der New York County Medical Society, für eine Frau eine grosse Auszeichnung. Von nun an stand für Emily Blackwell die Lehrtätigkeit im Vordergrund. Das Medizinstudium an ihrer Schule wurde von drei auf vier Jahre erhöht, und bis Ende des Jahrhunderts waren 364 Ärztinnen diplomiert worden. 1899 wurde mit Emilys Einverständnis die Schule geschlossen und ihre Studentinnen von der Medical School der Cornell University übernommen. Diese und ihr grosses angegliedertes Krankenhaus hatte schon seit einigen Jahren Frauen aufgenommen und koedukativ ausgebildet. Diesen Institutionen gehörte die Zukunft; die Medizinschulen für Frauen hatten ihren Zweck erfüllt und waren überflüssig geworden. In dieser Zeit schrieb Emily Blackwell in ihrem klaren Stil Arbeiten über die Ausbildung von Pflegerinnen und über Frauen in der Industrie, nebst ihrer mit ihrer Schwester verfassten Schrift *Medicine as a Profession for Women*.[181]

Emily Blackwell wird als grossgewachsene und imposante Figur beschrieben, die auch bei einem zahlreichen Auditorium sofort als Autorität wahrgenommen wurde. Im Vergleich zur Vorkämpferin und Reformerin Elizabeth Blackwell soll Emily in der Öffentlichkeit behutsamer agiert haben, hielt jedoch mit berechtigter Kritik nicht zurück. Sie war zweifellos eine sehr gute Ärztin und wissenschaftlich interessierter als Elizabeth. Auch Emily blieb stets im Kontakt mit der intellektuellen Welt und unternahm mehrere Reisen nach Europa.

Die Frage nach der Bedeutung von Feminismus und Frauenrechtsbewegung bei Emily Blackwell lässt sich bei der Kargheit der Information nicht eindeutig beantworten. Ihre Motivation zum Studium und zum ärztlichen Beruf beruhte wohl in erster Linie auf dem Vorbild der älteren Schwester. Wie für sie hatte auch für Emily der Beruf klare Priorität, und die neue Erscheinung der Ärztin durfte nicht durch

---

[181] Blackwell/Blackwell 1860. Gedrucktes Vortragsmanuskript, 23 Seiten.

feministische Auswüchse gefährdet werden.[182] Dabei ist es wohl möglich, dass Emily diesbezüglich weniger zurückhaltend war als Elizabeth. Jedenfalls war Emily überzeugt, dass eine berufstätige Frau durch ein gesundes Mass an Selbstbewusstsein sich den Respekt der Männer sichern kann, und sie wünschte das Stimmrecht für Frauen auf lokaler Ebene.[183] Die Frage nach der Bedeutung des Feminismus in Emilys Biographie kann wohl dahin beantwortet werden, dass die beiden Schwestern Blackwell in dieser Beziehung vergleichbar waren, also eine klare, aber gemässigte Form verkörperten.

3.1.3 Marie Zakrzewska (D/USA)

Zu den herausragenden Pionierinnen des Frauenstudiums der Medizin gehört zweifellos Marie Zakrzewska (sprich [stimmhaft]: Sakschewska). Sie wurde, vor allem in jüngerer Zeit, vielfach beschrieben, als ein Objekt der medizinhistorischen und Gender-Forschung.[184] Geboren wurde sie 1829 in Berlin. Ihre Mutter war Hebamme, ihr Vater polnischer Abstammung war pensionierter preussischer Offizier. Sie wuchs mit fünf Geschwistern in Berlin auf und durchlief die Schulen, stand in Opposition zu Regeln und Autoritäten. 1847 bis 1851 erfolgte an der Charité ihre Ausbildung zur Hebamme, die sie mit Bestnote abschloss. Gleich anschliessend wurde sie Leiterin der Hebammenschule und unterrichtete um die 200 Schülerinnen. Unterstützt und gefördert wurde sie von Charité-Arzt Joseph Hermann Schmidt, der sie auf klinische Runden mitnahm und mit medizinischer Literatur versorgte. Ihre exponierte Stellung liess sie jedoch so viel Neid und männlichen Antagonismus erfahren, dass sie, nachdem sie vom Medizinstudium für Frauen in Amerika erfuhr, auszuwandern beschloss. 1853 landete sie mit ihrer Schwester Anna in New York. Ohne Geld und ohne Englischkenntnisse begannen die

---

182 Ross 1949.
183 Hays 1967.
184 Vietor 1924, Walsh 1977, Drachman 1984, Morantz-Sanchez 1985, Bonner 1992, 20–31, Chung 2010. Verstreute Information auch in Blackwell 1895, Blake, J. 1965, Fancourt 1965, Abram 1980, Levin 1988.

beiden mit der Herstellung von Strickwaren, was sie vor der Armut bewahrte, die das Schicksal so vieler Immigranten war. Im folgenden Jahr wurde ihr die schicksalshafte Begegnung mit Elizabeth Blackwell vermittelt, der Wendepunkt in Zakrzewskas Leben. Elizabeth Blackwell schreibt darüber an ihre Schwester Emily:

> I have at last found a student in whom I can take a great deal of interest – Marie Zakrzewska, a German, about twenty-six. Dr. Schmidt, the head of the Berlin midwifery department, discovered her talent, advised her to study [...]. There is true stuff in her, and I shall do my best to bring it out. She must obtain a medical degree.[185]

Nach einem kurzen Praktikum inklusive Englisch-Unterricht bei Elizabeth Blackwell gelang es dieser, Zakrzewska am Cleveland Medical College unterzubringen. An dieser Medizinschule hatte Emily Blackwell gerade ihr Studium abgeschlossen. Mit Zakrzewska begannen 1854 vier weitere Frauen das Medizinstudium in Cleveland. Vier Jahre später verschloss sich die Schule den Frauen, um sich ihnen erst 25 Jahre später wieder zu öffnen – ein weiteres Beispiel der Zustände in der Mitte des 19. Jahrhunderts. Zakrzewska beendete ihr von Elizabeth Blackwell finanziertes Studium mit dem Doktorat und einer Dissertation *The Organ of Parturition*. Dann zog sie zurück nach New York um unentgeltlich mit Elizabeth Blackwell in ihrem Dispensary zu arbeiten und daneben frei zu praktizieren. Ungefähr gleichzeitig stiess Emily Blackwell nach ihrer Weiterbildung in Europa dazu, und gemeinsam machten sich die drei Ärztinnen an die Gründung und Leitung des New York Infirmary for Women and Children. Das Frauentrio, das eine Klinik leitete, war eine Sensation, gab es doch zu jener Zeit noch fast keine Ärztinnen.

Nach drei Jahren mit den Blackwells zog Zakrzewska 1859 nach Boston. Sie hatte eine Einladung an das New England Female Medical College angenommen, wo sie die Professur für Obstetrik, Gynäkologie und Pädiatrie übernehmen sollte. Die Institution war schon 1848 als Hebammenschule gegründet worden und wurde bald nach Philadelphia die zweite Medizinschule für Frauen. Gründer und Leiter war Samuel Gregory, ehemals Arzt einer medizinischen Sekte. Die Zusammenarbeit zwischen Zakrzewska und Gregory wurde bald

---

185 Blackwell 1895, 201.

unerfreulich. Zwischen der modernen, reformfreudigen und qualitätsbewussten Medizinerin und dem medizinisch und wissenschaftlich konservativen Chef musste es zu Zusammenstössen kommen. Nach drei Jahren wurde die Situation für Zakrzewska unerträglich. Sie zog sich indessen nicht schmollend zurück, sondern gründete ihr eigenes Krankenhaus.

Mitten im Sezessionskrieg, jedoch in Boston entfernt von den Fronten, gründete Zakrzewska 1862 das New England Hospital for Women and Children, eine Institution für Frauen als Ärztinnen, Pflegerinnen und Patientinnen. Das neue Krankenhaus füllte eine Lücke in Boston, wurde eine Vorzeigeinstitution und stand während 25 Jahren unter der Leitung der Gründerin. Engste Mitarbeiterin wurde Lucy Sewall (1837–1890), die unter Zakrzewska am Frauencollege Medizin studiert und sich in London und Paris weitergebildet hatte. Das Krankenhaus nahm eine erfreuliche Entwicklung; Erweiterungen wurden vorgenommen, Häuser wurden gekauft, und im Lauf der Jahre standen ihm 16 interne und externe Ärztinnen und Ärzte zur Verfügung. Zak, wie die Chefin familiär genannt wurde, stand nicht nur dem Krankenhaus, sondern auch einem grossen Haushalt vor. Dieser umfasste zwei ihrer Schwestern, ihren Freund Karl Heinzen und dessen Frau, sowie ihre Freundin Julia Sprague.[186] Die unverheiratet gebliebene Ärztin wird von Vietor in vielen ihrer Aspekte geschildert. So schrieb Zakrzewska an Mitarbeiterin Lucy Sewall:

> It is very strange how you have grown yourself into my heart. I never before have felt such strong attachment for a woman, that is, so ‚tenderly' strong. I have always appreciated and loved women more intellectually.[187]

1874 schreibt die in Preussen aufgewachsene Zakrzewska:

> After this journey [to Europe], I shall be more positive in my love for my American home than I ever was before.[188]

Vietor schildert auch die Persönlichkeit ihrer Kollegin Zakrzewska:

---

186 Karl Heinzen und Julia Sprague siehe unten.
187 Zakrzewska an Lucy Sewall vom 30. November 1862, Vietor 1972, 302.
188 Zakrzewska an Lucy Sewall vom 19. August 1874, Vietor 1972, 367.

She was a woman of decided opinions and the frankest speech, a circumstance which gave zest and animation to any group in which she mingled.[189]

Zakrzewska trat 1887 als Direktorin zurück, eröffnete eine Privatpraxis, blieb jedoch konsiliarisch dem Krankenhaus verbunden. Ihren endgültigen Rücktritt nahm sie 1899 im Alter von 70 Jahren. Die letzten drei Jahre bis zu ihrem Tod 1902 lebte sie mit Julia Sprague.

Als Ärztin wird Zakrzewska durchwegs gelobt und für ihre Zeit als führend bezeichnet. Sie selbst hat sich oft über das mangelhafte Niveau der ersten Ärztinnen geärgert. Walsh vermutet, dass sie als Ärztin wichtiger war als die Blackwells.[190] Sie hat sich früh schon für eine systematische Dokumentation ärztlicher Tätigkeit in Form der modernen Krankengeschichte eingesetzt. Sie hat, nicht nur bei Gregory, für ein hohes professionelles Niveau gekämpft und die damalige Alternativ- oder Sektenmedizin abgelehnt. Sie betrieb auch eine erfolgreiche Prävention des Kindbettfiebers. Allgemein vertrat sie eine vorsichtige Therapie mit zurückhaltendem Gebrauch von Medikamenten. Insbesondere lehnte sie ab, was heute als Lifestyle-Medizin bezeichnet wird, so etwa die von Frauen gewünschte Ovariektomie. Auch war sie mit viel Sinn für soziale Probleme ausgestattet, behandelte viele Patientinnen ohne Honorarforderung und gestattete auch ihren Ärztinnen und Ärzten eine Privatpraxis neben ihrer Arbeit am Krankenhaus. Bei alledem hat sie als erfolgreiche Ärztin und Managerin viel Antagonismus und Diskrimination erfahren; die Ablehnung ihrer Aufnahme in die Massachusetts Medical Society stehe als ein einziges Beispiel unter vielen.

Zu Beginn ihrer Laufbahn verstand sich Zakrzewska als Materialistin und Atheistin und erhoffte sich Antwort auf die Lebensfragen von der Wissenschaft. Vor allem versuchte sie professionelle Gleichheit herzustellen durch Abbau der damals überhöhten Geschlechtsunterschiede. Später, unter der zunehmenden Bedeutung von Mutterschaft und eigenem Kinderwunsch, tendierte sie vermehrt zu einem weiblichen Separatismus, lehnte sogar die Koedukation ab und stand schliesslich ausserhalb der modernen Strömungen.[191] Es

---

189 Vietor 1972, 459.
190 Walsh 1977, 76.
191 Morantz-Sanchez 1985, 192 f., Tuchman 2009, 52–68.

kam zum Konflikt der Generationen: Die alternde Frau verstand nicht, dass für die jungen Ärztinnen nicht mehr der Pioniergeist, sondern die individuelle berufliche Laufbahn im Vordergrund stand, dass sich die professionelle Kultur verändert hatte. Die zweifellos autoritäre Zakrzewska war aber auch kommunikativ und verstand es, Netzwerke aufzubauen; jedermann kannte sie, und sie kannte viele. Sie hat auch zahlreiche der frühen Pionierinnen gekannt, sie hat mit zahlreichen zusammengearbeitet, so in den 50er Jahren mit den Blackwells, in den 60er Jahren mit Mary Putnam, Susan Dimock und Sophia Jex-Blake.

Dass im 19. Jahrhundert der Entritt der Frauen in die Medizin untrennbar mit Feminismus und der Frauenrechtsbewegung verknüpft war, zeigt sich besonders schön am Beispiel von Marie Zakrzewska. Auch wenn sie nicht der Minderheit der Radikalen angehörte, so vertrat sie Feminismus doch ungleich stärker als etwa die Blackwells. Darin stimmen die Autorinnen, die sich mit ihr befasst haben, überein.[192]

Zakrzewska dürfte durch ihre Ausbildung als Hebamme und unter dem Einfluss des sie betreuenden Arztes Schmidt einen ersten Motivationsschub Richtung Medizin erfahren haben. Die an der Charité von autoritären Männern erfahrenen Angriffe und Intrigen mochten sie auch in Richtung Feminismus bewegt haben. In New York kam sie dann mit den Kreisen deutscher revolutionärer Flüchtlinge in Berührung, so mit Karl Heinzen (1809–1880), einem der vielen immigrierten Achtundvierzigern, der ein lebenslanger Begleiter wurde. Die grosse Motivation war wohl die Begegnung mit Elizabeth Blackwell und das anschliessende Studium in Cleveland. Dort lernte sie nicht nur Medizin, sondern auch Englisch und senkte ihre Wurzeln in amerikanischen Boden. Sie hatte auch das besondere Glück, im Haus von Caroline Severance (1820–1914) wohnen zu dürfen, einer der zentralen Figuren der Frauenrechtsbewegung: Abolitionistin, Rednerin, Kämpferin für das Stimmrecht. Durch sie traf sie später andere berühmte feministische Frauen und Männer,

---

192 Walsh 1977, 79–89, Drachman 1984, Kap. 4, , Morantz-Sanchez 1985, passim, Tuchman 2009, 52–68.

die z. T. ihre lebensbegleitenden Freunde wurden.[193] So brachten die Jahre in Cleveland auch den Übergang von Skepsis zu Unterstützung und Zugehörigkeit zur Frauenbewegung.

Beruflich selbständig geworden, gründete Zakrzewska das New England Hospital for Women and Children. Diese Gründung war nur möglich dank der moralischen und finanziellen Unterstützung durch die Frauenrechtsbewegung. Das von Frauen geführte Krankenhaus wurde selbst Teil der Bewegung. Die Chefin arbeitete mit den Vertreterinnen der Bewegung zusammen und berief einzelne von ihnen in das Direktorium des Krankenhauses. Dieses wurde weiterhin unterstützt und diente als Vorzeigeobjekt. Zakrzewska selbst verbreitete in ihrem Krankenhaus eine Atmosphäre von militantem Feminismus, dies zum Ärger weiter Teile der Öffentlichkeit.

Zum Netzwerk der Feministinnen gehörten immer mehr Ärztinnen. Zuvorderst stand für Zakrzewska nicht Ideologie, sondern der Einsatz für Frauen und Ärztinnen. Als Beispiel diene Susan Dimock:[194] Diese hatte den Wunsch, Ärztin zu werden, und wurde darin von Zakrzewska unterstützt, die sie als Praktikantin aufnahm und 1868 nach Zürich schickte, als sie vernahm, dass dort ein Studium an einer Universität möglich wurde, was in Amerika noch nicht der Fall war. Zakrzewska war auch selbst in feministischen Organisationen tätig: Sie war Mitglied von Frauenclubs und Mitgründerin des New England Woman's Club, wo sie auch Vorträge hielt. Sie war schliesslich auch Befürworterin des universalen Stimmrechts und aktiv in der American Woman Suffrage Association.

Zakrzewska hat der Sache der Frau durch ihr persönliches Beispiel gedient. Ihre frühe Autobiographie hat unzähligen Frauen Mut gemacht, ihre Geschicke in die eigenen Hände zu nehmen.[195] Ihr Beispiel und ihr Lebenswerk hat viele überzeugt und hat wesentlich beigetragen, Stellung und Ansehen der Frau und der Ärztin voranzubringen.

---

193 Z. B. William L. Garrison, die Geschwister Grimké, Harriot Hunt, Wendell Phillips, Julia Sprague, Lucy Stone, Frederick Douglass, Ralph Waldo Emerson. Siehe auch Kapitel 2.2.1.
194 S. Kapitel 3.1.10.
195 Zakrzewska 1860, wurde Teil I der Monographie von Vietor 1924.

3.1.4 Elizabeth Garrett Anderson (GB)

Die in den 1850er Jahren in Amerika neu auftretenden Ärztinnen wurden in Grossbritannien zwar wahrgenommen, allerdings von den britischen Ärzten oft als „girl doctors" lächerlich gemacht. Erst in den 1860er Jahren drängten auch in England und Schottland Frauen in die Medizin, dies dank der Unerschrockenheit zweier starker Frauen. Die eine der beiden Kämpferinnen war Elizabeth Garrett, 1836 in Aldeburgh geboren.[196] Sie wuchs im Kreis ihrer Eltern und Geschwister auf, wurde geschult und lernte schon als Teenager die herausragende Feministin Emily Davies kennen, die sich vehement für die Bildung junger Frauen einsetzte. Es war der Beginn einer lebenslangen Korrespondenz und Freundschaft. Elizabeth Garrett beschloss, ihr Leben keinesfalls als Tochter im Elternhaus zu verbringen, sondern einer beruflichen Tätigkeit nachzugehen. Es traf sich auch, dass Elizabeth Blackwell in London weilte. Die junge Garrett lauschte ihren Vorträgen, und es kam sogar zu einer persönlichen Aussprache. Elizabeth Garrett war entschlossen, Ärztin zu werden. Es galt nur noch, den Vater umzustimmen, was nach einiger Zeit gelingen sollte. Dann konnte ihr abenteuerliches Studium als erste Medizinstudentin in diesem Land beginnen.

Da Frauen ein reguläres Studium verschlossen war, begann Garrett 1860 ein Praktikum in Geburtshilfe am Londoner Middlesex Hospital, wo sie auch Vorlesungen besuchte und Examina ablegte. Da dort ein Weiterkommen ausgeschlossen war, versuchte sie ein Studium an allen Londoner Lehrspitälern, wurde jedoch als Frau überall abgewiesen. Da die Universität St. Andrews in Schottland Erfolg versprach, fuhr Garrett hin, wurde abgewiesen, verblieb jedoch ein Jahr zur weiteren Ausbildung. Nach London zurückgekehrt, trat sie als Pflegerin in das London Hospital, wo sie weiter Vorlesungen hörte und Examina in Einzelfächern ablegte. Auch hier erlebte sie viel Unverständnis und Feindschaft. Fünf Jahre nach ihrem Beginn am

---

196 Aldeburgh, an der Küste von Suffolk, nordöstlich von London. Literatur zu Elizabeth Garrett vor allem Louisa Garrett 1939, Bell 1953, Manton 1965, Levin 1988, Blake 1990, Bonner 1992, 49–57, Chung 2010; ferner auch Jex-Blake 1872, Fancourt 1965, Chaff 1977, Joel 1988.

Middlesex Hospital fühlte sich Garrett in der Lage, ein medizinisches Schlussexamen abzulegen. Ein solches war ihr in Aussicht gestellt worden von der Apothecaries' Hall, wo sie das Eintrittsexamen abgelegt hatte, doch auch diese Institution versuchte, sich einer Frau zu verweigern. Erst die Drohung des Vaters mit gerichtlichen Schritten half; dies unter Hinweis auf das Reglement, dass „any person", also nicht nur Männer, mit der notwendigen Ausbildung zum Schlussexamen zugelassen seien. Elizabeth Garrett bestand und erwarb mit der „Licence of the Society of Apothecaries" (LSA) und dem Eintrag in das Ärzteregister die Erlaubnis zu praktizieren. Sie wurde damit 1866 die erste Ärztin in Grossbritannien. Ihre Schule jedoch änderte das Reglement so, dass Frauen explizit ncht mehr zugelassen wurden.

Garrett begann ihre Laufbahn als Ärztin 1866 mit der Gründung des Marylebone Dispensary, in welchem vor allem Frauen der arbeitenden Klasse behandelt wurden und welches später zum New Hospital for Women wurde. Dass im Leben Garretts Medizin ebenso wie Feminismus die Hauptrollen gespielt haben, muss schon an dieser Stelle kurz erwähnt werden. Garrett war nicht nur Sympathisantin, sondern hat sich aktiv für die Sache der Frau und die aufkommende Frauenrechtsbewegung eingesetzt. Diese wiederum hat die Vorhaben der Ärztin unterstützt – eine echte Wechselbeziehung.

Als sich die Sorbonne den Frauen öffnete, reiste Garrett mehrmals nach Paris und erlangte dort 1870 als erste Frau ihren medizinischen Doktortitel mit einer Dissertation über Migräne.[197] Ihre weiteren medizinischen Stationen in London waren die Kinderkrankenhäuser von Shadwell und East London mit chirurgischer Tätigkeit; daneben betrieb sie auch Privatpraxis und war konsiliarisch tätig.

In die 1870er Jahre fiel Garretts Heirat mit dem Reeder J. G. S. Anderson, ihre zwei gemeinsamen Kinder und ihre Wahl als erste Frau sowohl in die Londoner Schulbehörde als auch in die British Medical Association. In diesem letzteren Gremium führte dies zu einem Proteststurm, worauf weitere Frauen für die nächsten 20 Jahre nicht mehr aufgenommen wurden. Die Obstetrical Society jedoch wollte ihrem Beitrittsgesuch nicht entsprechen.

---

197 Garrett Anderson 1870.

Wichtiges tat sich in den 1870er Jahren. Sophia Jex-Blake, die andere medizinische Powerfrau, hatte mit ihren Mitstreiterinnen die „Schlacht von Edinburgh" verloren, nicht jedoch ihren Kampfesmut.[198] Zusammen mit der wieder in London tätigen Elizabeth Blackwell und mit der Hilfe von Garrett Anderson gelang 1874 die Gründung der London School of Medicine for Women (LSMW) als erster Schule für Medizinerinnen in Grossbritannien. Die drei Frauen wurden Teil des Lehrkörpers. Im folgenden Jahr öffnete sich das Royal Free Hospital den Studentinnen der LSMW und nach zwei weiteren Jahren stand sogar die University of London den Frauen offen. 1883 wurde Garrett Anderson Dekanin, später Präsidentin der LSMW, welche 1901 zu einem College der University of London erhoben wurde und nach ihrem Tod die Bezeichnung Elizabeth Garrett Anderson Hospital erhielt. Sie ist auch Autorin von diversen medizinischen Werken und von Artikeln in *The Times*.

Nach einer langen beruflichen Laufbahn zog Garrett Anderson 1902 nach Aldeburgh zurück, wo ihr Gatte, und nach seinem Tod sie selbst, zur Bürgermeisterin gewählt wurde. Sie starb daselbst 1917. Es war ein Frauenleben, das für ihre Zeit als spektakulär zu gelten hat: Immer motiviert und zielbewusst, reich an Enttäuschungen und Diskriminierungen, überreich an Erfolgen, die sie oft als erste Frau errungen hat.

Neben und mit der Medizinerin war Elizabeth Garrett auch die engagierte Feministin. Sie hatte das Glück, ein Leben lang mit zwei der prominentesten Führerinnen der englischen Frauenrechtsbewegung in Kontakt zu stehen: Ihre Schwester, die spätere Millicent Fawcett-Garrett, und Emily Davies. Letztere hat sich ganz besonders für Schulung und Studium von Frauen eingesetzt, und sie dürfte der jungen Garrett Medizin als Fernziel suggeriert haben, was dann durch die Begegnung mit Elizabeth Blackwell zum Nahziel geworden ist. Medizin und Feminismus waren zu gleichen Teilen an Garretts beruflicher Motivation beteiligt. In die 1850er Jahre, d. h. in ihre Jugend fällt auch der Beginn einer organisierten Frauenrechtsbewegung in Grossbritannien. In ihrem Heim wurde die erste britische Gesellschaft für das Stimmrecht von Frauen gegründet; sie

---

198 S. 1.3.4 und 3.1.5.

hatte frühe Kontakte zur Frauenrechtsbewegung, hielt öffentliche Reden dafür und beteiligte sich an ihren Kampagnen. Bei allem Einsatz zeigte sie auch Zurückhaltung und vermied es, sich zu sehr zu exponieren, um ihr Ansehen als Medizinerin nicht zu gefährden. Allerdings wird sie heute oft mit zu den grossen Namen der britischen Frauenrechtsbewegung gezählt. Garretts Netzwerk von Kontaktpersonen, die sich für die Anliegen der Frauen eingesetzt haben, enthält zahlreiche klingende Namen.[199] Auch ihre Tochter Louisa wurde Feministin und hat eine Biographie ihrer Mutter verfasst.[200] Wie im Fall von Zakrzewska waren ihre engen Beziehungen zur Frauenrechtsbewegung von wechselseitigem Vorteil, indem medizinische Vorhaben Unterstützung fanden.[201] Andererseits haben zahlreiche feministische Organisationen von der Mitarbeit und Unterstützung durch Garrett profitiert. Besonders berühmt wurde das von Barbara Bodichon 1859 gegründete Langham Place Office in London, das Frauen bezahlte Arbeitsstellen vermittelte, sich für feministische Belange einsetzte und zu einem Zentrum der Frauenbewegung wurde.

Elizabeth Garrett Anderson wird als selbstbewusste und lebensfrohe Frau geschildert, als eine, die stets ihrer Zeit voraus zu sein trachtete. Ihrer Schwester Millicent schrieb sie 1870 zu ihrer Verbindung mit Mr. Anderson:

> We are engaged. I do hope, my dear, you will not think I have meanly deserted my post. [...] I am sure that the woman question will never be solved in any complete way so long as marriage is thought to be incompatible with freedom and with an independent career. [...][202]

Und an ihren Verlobten gleichzeitig: „My position *must* be accepted as an independent one, and it would be injuring all other professional women a little to allow myself to be treated like a child."[203] Ihr Verlobter und Gatte, ebenfalls seiner Zeit voraus, freute sich an der Unabhängigkeit seiner Frau und unterstützte diese. Schliesslich blieb

---

199 S. auch 2.2.2 und 3.2.
200 Louisa Garrett 1939.
201 S. auch 3.1.3 und 3.2.
202 Louisa Garett 1939, 167.
203 *Ibid.*, 168.

Elizabeth Garrett bei allem Kampf um eigene Selbständigkeit und gegen männliche Angriffe gewillt, feminin zu bleiben, was damals nicht selbstverständlich war.

3.1.5 Sophia Jex-Blake (GB)

Neben und parallel zu Elizabeth Garrett hat eine andere Frau in Grossbritannien den Eintritt der Frauen in die Medizin entscheidend beeinflusst: Sophia Jex-Blake. Die beiden Frauen, die sich anfänglich geschätzt und unterstützt hatten, haben sich später zerstritten. Grund dafür waren die tiefen Unterschiede im Charakter, die zu unterschiedlichen Strategien in der Verwirklichung der identischen Ziele führten. Garrett ging behutsam vor, um nichts zu gefährden; Jex-Blake vertraute ihrer Kraft und setzte sich durch bis zum Skandal. Ihr Wahlspruch war: „Take all you can get and then ask for more". Daher war Jex-Blake im ganzen Königreich bekannt, und es resultierte eine beträchtliche Literatur über sie.[204]

Sophia Jex-Blake wurde 1840 in Hastings an der englischen Südküste geboren und besuchte Privatschulen. Die Eltern waren konservativ und religiös, die Tochter rebellisch. Lernbegierig zog sie mit 18 Jahren nach London an das Queen's College for Women, wo sie ihre Unabhängigkeit genoss und nach Studienabschluss als Lehrerin für Mathematik angestellt wurde. Zur weiteren Ausbildung weilte sie 1862 kurz in Edinburgh, wo sie auch Garrett bei ihrem vergeblichen Versuch, dort Medizin zu studieren, behilflich war. Jex-Blakes Wunsch war es, sich für bessere Bildungsmöglichkeiten für Frauen einzusetzen, vielleicht sogar ein College für Frauen zu gründen. Zu diesem Zweck nahm sie Stellen an als Lehrerin für Englisch in Mannheim und Göttingen, dann in Manchester und wollte auch in Amerika die Bildungsmöglichkeiten für Frauen studieren.

---

204 Jex-Blake 1872, Todd 1918, Bell 1953, Manton 1965, Levin 1988, Blake, C. 1990, Bonner 1992, 123–135, Roberts 2004. Ferner auch Chaff 1977, Walsh 1977, L. Garrett 1939, Hays 1967.

1865 überquerte Jex-Blake den Atlantik und besuchte Schulen und Colleges, was seinen Niederschlag in ihrem ersten Buch fand.[205] Ihr Weg führte sie auch nach Boston zu Zakrzewska und ihrer Mitarbeiterin Lucy Sewall. Letztere führte Jex-Blake in die Medizin ein, liess sie am New England Hospital for Women and Children als Praktikantin arbeiten und am Massachusetts General Hospital Vorlesungen hören. Sewall wurde für Jex-Blake zum medizinischen und feministischen Vorbild und erweckte in ihr den Wunsch, Ärztin zu werden. Sie und ihre Kollegin Susan Dimock erkundigten sich bei der Harvard University nach Möglichkeiten für ein Medizinstudium, wurden jedoch als Frauen abgewiesen. Darauf begab sich Jex-Blake zu den Schwestern Blackwell nach New York, um an deren neuer Medizinschule für Frauen zu studieren. Auch dieser Plan fand ein jähes Ende durch den Tod ihres Vaters, was sie nach drei Jahren in Amerika zur Rückkehr nach Grossbritannien veranlasste.

Jex-Blake begab sich 1869 nach Edinburgh, wo sich die Universität zwar einer Frau nicht verschliessen wollte, sich jedoch weigerte, eine einzelne separat zu unterrichten, da Koedukation undiskutierbar war. Auf ein Inserat von Jex-Blake meldeten sich dann sechs weitere Frauen, die gewillt waren, in Edinburgh Medizin zu studieren. Die Frauen wurden aufgenommen, und es begann das, was man später „Die sieben gegen Edinburgh" oder „Die Schlacht von Edinburgh" genannt hat, die in Kapitel 1.3.4 beschrieben ist. Diese vier Jahre waren für die sieben Studentinnen unter der Führung von Jex-Blake eine Zeit, die neben Erfolgen und Fortschritten viele Schwierigkeiten, Anfeindungen und Diskriminierungen enthielt, auch Drohungen und Gerichtsprozesse, die Aufsehen und Skandal erregten. Diese Episode wird in allen Lebensbeschreibungen von Jex-Blake herausgehoben und wurde auch von ihr selbst dargestellt.[206] Alles kam 1873 zu einem bösen Ende, indem die Universität ihr placet von 1869 widerrief. Die Frauen wurden entlassen und keine weiteren mehr aufgenommen. Jex-Blake versuchte ihr Studium an der Universität von St. Andrews zu vervollständigen, wurde jedoch nicht zugelassen. Sie reiste nach

---

205 Jex-Blake 1867.
206 Jex-Blake 1872.

London zurück, mit der Überzeugung, dass Frauen eine eigene Medizinschule gründen müssen.

Jex-Blake war nicht ein Mensch des „Man sollte", sondern des „Ich will". Sie begeisterte in London Gleichgesinnte für ihre Idee und stellte für die Gründung einer Medizinschule ein Exekutivkomitee zusammen, bestehend aus Elizabeth Garrett, Elizabeth Blackwell, Thomas Huxley und anderen Ärzten. Als Medizinerin ohne Diplom übernahm sie das Sekretariat und die Administration. Garrett war die vorsichtige Taktikerin, die befürchtete, dass eine qualitativ ungenügende Ausbildungsstätte der Sache der Frauen Schaden zufügen würde. Jex- Blake dagegen war die harte Draufgängerin, was zu Spannungen führen musste. Doch nach erstaunlich kurzer Vorbereitungszeit konnte 1874 die London School of Medicine for Women mit 14 Studentinnen eröffnet werden. Jex- Blake war während drei Jahren die Leiterin des Unternehmens. Nach dieser guten Startphase begab sie sich zum Abschluss ihres Studiums in die Schweiz, wo sie 1877 an der Universität Bern ihren Doktortitel mit einer Dissertation über das Kindbettfieber erwarb.[207] Im Jahr zuvor hatte ein Gesetz den britischen Universitäten erlaubt, Frauen aufzunehmen und zu promovieren. Das Queen's College in Dublin machte davon Gebrauch, und Jex-Blake konnte dort ihre Lizenz erlangen, den Eintrag in das Ärzteregister und damit endlich das Recht zu praktizieren. Sie freute sich auf die Rückkehr an ihren vorherigen Arbeitsplatz. Dort jedoch waren Bedenken gegen sie aufgekommen und hatte das Gremium eine andere Ärztin als Administratorin gewählt. Nunmehr war auch der Bruch mit Garrett Tatsache geworden, und Jex-Blake begab sich nach Schottland.

In Edinburgh betrieb Jex-Blake ab 1878 eine Privatpraxis und gründete einige Jahre später das Edinburgh Hospital for Women and Children. Aus diesem machte sie 1886 die Edinburgh School of Medicine for Women als zweite medizinische Ausbildungsstätte für Frauen in Grossbritannien. Bald jedoch entstand in derselben Stadt eine konkurrierende Schule, die so erfolgreich war, dass Jex-Blake 1898 ihre eigene Schule schloss und sich nach England zurückzog, wo sie 1912 starb. Was sie noch erleben durfte, war die Öffnung der

---

207 Jex-Blake 1877.

Universität Edinburgh für Frauen 1894, das Ziel, wofür sie als junge Frau vergeblich gekämpft und gelitten hatte. Retrospektiv wurde sie zur Heldin gemacht und erhielt in der Universität eine Gedenktafel. Jex-Blake hat ein Leben lang für Bildung der Frauen innerhalb wie ausserhalb der Medizin gekämpft. Ein wichtiges Anliegen war ihr Koedukation, womit sie jedoch in Grossbritannien auf heftigsten Widerstand stiess. Sie ist auch Autorin einer Anzahl Bücher (siehe Kasten 10). Im Gegensatz zu ihrer Freundin/Rivalin Elizabeth Garrett war sie nicht verheiratet, hatte jedoch wichtige Freundschaften mit Frauen, die damals als „romantische Freundschaften" bezeichnet wurden. Die letzte Freundin, mit der sie zusammenlebte, war Margaret Todd, die nach dem Tod von Jex-Blake ihre erste Biographie verfasst hat.[208]

Kasten 10. Bücher von Sophia Jex-Blake.

1867 Visit to Some American Schools and Colleges
1872 Medical Women: Two Essays
1876 The Practice of Medicine by Women
1877 Puerperal Fever: An Enquiry into its Nature and Treatment [...].
1884 The care of Infants; a Manual for Mothers and Nurses
1886 Medical Women: A Thesis and a History

Beim Temperament und Kampfgeist, mit dem sich Sophia Jex-Blake für die Sache der Frau einsetzte, kann es nicht verwundern, dass sie Feministin war und sich mit anderen Feministinnen verbündete. Schon als Studentin diente sie der Society for Promoting the Employment of Women als Buchhalterin. Emily Davies riet ihr zu einem Studium der Kunst. Am New England Hospital for Women and Children in Boston hatte sie Einblick in die dortige Frauenrechtsbewegung und traf auch den Dichter Ralph Waldo Emerson (1803–1882), einen Sympathisanten der Frauenbewegung. Ein Leben lang hat sie dann die Rechte der Frauen zu befördern versucht, Rechte, die vernünftigerweise nicht mehr verweigert werden konnten. Sie war aktiv in der britischen Frauenpolitik, auch in der Stimmrechtsbewegung,

208 Todd 1918.

besuchte Zusammenkünfte und hielt Vorträge. Wie Elizabeth Garrett hatte sie Kontakte zu namhaften Vertretern der Frauenrechtsbewegung: Neben Emily Davies auch mit Frances Power Cobbe, Russell Gurney und Josephine Butler. Sie wurde zu einer Ikone des medizinischen Feminismus, auch wenn viele Gemässigte ihre Angriffslust nicht zu schätzen vermochten.

3.1.6 Mary Putnam Jacobi (USA)

Mary Putnam, 21 Jahre jünger als Elizabeth Blackwell, gehört eigentlich bereits einer neuen Generation amerikanischer Ärztinnen an. Eine selbstbewusste Frau, die ebenso bestimmt wie selbstverständlich ihren Weg geht, von der Gleichheit der Geschlechter so überzeugt, dass sie Ärzte als Kollegen betrachtet und von ihnen dank der Qualität ihrer Arbeit akzeptiert wird. Zahlreiche Zeitgenossen und Nachfahren haben sich mit ihr und ihrem Werk befasst.[209]

Ihr Vater, George P. Putnam (1814–1872), war der Gründer des gleichnamigen New Yorker Verlagshauses, welches, über Generationen weitergeführt, in unserer Zeit als Penguin Putnam Inc. bekannt wurde. Er gründete 1838 die Filiale in London, wo er zehn Jahre tätig war. In London wurde Mary 1842 als erstes von 11 Kindern geboren. Als sie sechs Jahre alt war, zog die Familie zurück nach New York. Sie erhielt ihren Elementarunterricht durch die Mutter, entwickelte später literarische Interessen und schrieb Essays. Zu ihrem Hobby machte sie Chemie, und im Alter von 17 Jahren wollte sie Ärztin werden. Zwei Jahre später begann sie als erste Frau ein Studium am New York College of Pharmacy. Die Eltern gaben ihr moralische Unterstützung. Als Pharmazeutin gelang ihr anschliessend ein abgekürztes Medizinstudium am Pennsylvania Woman's Medical College in Philadelphia, wo sie 1864 den Doktor der Medizin erlangte. Ihr Urteil über diese Schule lautete: seriös, aber nicht zureichend. Als

---

209 Putnam Jacobi 1915, Putnam Jacobi 1925, Putnam, R. 1925, Abram 1980, Morantz-Sanchez 1985, Levin 1988, Bonner 1992, 1–5, 49–54, Bittel 2003, Bittel 2009. Ferner auch Blake, J. 1965, Manton 1965, Chaff 1977, Walsh 1977, Poirier/Nahon 1980, Joel 1988, Drachman 1976.

Ärztin arbeitete sie dann ein Jahr am New England Hospital for Women and Children unter Zakrzewska. Dort wurde ihr klar, dass ihre Ausbildung, vor allem in wissenschaftlicher Hinsicht, ungenügend war und nur in Europa verbessert werden konnte. Mit dem Segen von Zakrzewska begab sich Putnam 1866 nach Paris. Es folgten zwei schwierige Jahre, da der Zugang zu klinischer Arbeit für eine Frau selbst mit Doktordiplom nur mit grosser Beharrlichkeit möglich war. Spät gelang ihr auch als erster Studentin die Aufnahme in die École de Médecine.[210] Nach fünf Jahren in Paris erlangte sie 1871 – während der preussischen Belagerung – ihr zweites medizinisches Doktorat mit einer experimentellen Doktorarbeit über Fett und Fettsäuren.[211] Nunmehr verfügte sie über eine erstklassige medizinische Ausbildung und konnte nach Amerika zurück mit der festen Absicht, dort den Geist der Wissenschaftlichkeit in die Medizin einzubringen. Von einer Kommilitonin wurde sie beschrieben als „a short, energetic-looking woman who made many of the students feel uncomfortable by her clever manner of showing how much we needed to learn".[212]

1871 trat Putnam als Ärztin in das kurz zuvor von den Blackwells gegründete New York Infirmary Medical College for Women ein. Nach Elizabeth Blackwells Übersiedelung nach England wurde Emily Blackwell Leiterin der Medizinschule, und es kam zu einer Zusammenarbeit mit ihr, welche bis 1891 andauern sollte. Schon ein Jahr nach Ihrem Antritt wurde Putnam zur Professorin für Arzneimittellehre ernannt, als welche sie grosses Lehrtalent bewies. Eine zusätzliche Tätigkeit fand sie am Mount Sinai Hospital, wo sie später eine Kinderabteilung gründen sollte. In den 1880er Jahren nahm sie an Blackwells Medizinschule Modernisierungen vor, was zu Spannungen mit der konservativeren Emily Blackwell führte.

Für ein Preisausschreiben zum Thema Menstruation und Ruhebedürftigkeit entstand ihre Schrift, mit welcher sie den Boylston-Preis gewann.[213] Sie hatte in dieser Schrift die Antworten von einigen hundert Frauen wissenschaftlich und psychologisch ausgewertet

---

210 Vor ihr hatte Elizabeth Garrett als erste doktoriert, siehe 1.3.3 Ende.
211 Putnam 1871.
212 Bonner 1992, 147.
213 Putnam 1876.

und kam zum Schluss, dass die meisten Frauen nicht unter der Menstruation litten und sich arbeitsfähig fühlten. Ihre Empfehlung lautete auf physische und geistige Tätigkeit statt Ruhe, dies im Gegensatz zur Ansicht der Zeit und des weit verbreiteten Buchs von Edward Clarke.[214]

Putnam hatte zweimal ein Verlöbnis aufgelöst und schrieb 1867 aus Paris ihrer Mutter:

> I have no particular desire to marry at any time; nevertheless, if at home, I should ever come across a physician, intelligent, refined, more enthusiastic for his science than me [...]. I think I would marry such a person if he asked me, and would leave me full liberty to exercise my profession.[215]

In diesem Sinne heiratete sie 1873 Abraham Jacobi (1830–1919), einen deutschen Kinderarzt, 1848er-Revolutionär und Professor an der Columbia University, der zum Begründer der Pädiatrie in den USA wurde. Der Ehe entsprangen drei Kinder.

Putnam Jacobi wurde auch noch Dozentin für Pädiatrie an der Postgraduate Medical School. Auf Einladung wurde sie als erste Frau Mitgied der New York Academy of Medicine sowie der New York County Medical Society. Die zu ihrer Zeit überbetonten Unterschiede der Geschlechter waren für sie hinfällig geworden. Auch die häufigen Beschränkungen ärztlicher Tätigkeit auf Geburtshilfe und Gynäkologie lehnte sie ab, weil sie zur Zweitklassigkeit der Ärztinnen als Kollektiv führten. Alternativmedizin war für sie kein Thema, denn als Arzttum galt ihr Können, gepaart mit Wissenschaftlichkeit in bester Qualität. Das Laboratorium hatte für sie einen hohen Wert sowohl für die Medizin als auch als Stätte der Schulung. Putnam kannte auch die meisten der angelsächsischen Pionierinnen ihres Fachs: Mit den Schwestern Blackwell und Zakrzewska hat sie gearbeitet, mit Dimock, Jex-Blake und Garrett hatte sie persönliche Kontakte. Schliesslich war sie auch als Publizistin sehr aktiv; sie schrieb eine Anzahl Bücher (siehe Kasten 11) und um die 120 Artikel. Die meisten Bücher konnte sie im Verlag ihres Vaters publizieren. In einem Lexikon wird sie charakterisiert als „Probably the most highly respected

---

214 Clarke 1873.
215 Morantz-Sanchez 1985, 134 ff.

woman physican of her generation with more formal medical training than most men".[216]

> **Kasten 11.** Bücher von Mary Putnam Jacobi.
>
> 1871 De la graisse neutre et des acides gras: thèse pour le doctorat en médecine
> 1876 The Question of Rest for Women During Menstruation
> 1879 The Value of Life
> 1888 Essays on Hysteria, Brain-tumor, and some other Cases of Nervous Disease
> 1889 Physiological Notes on Primary Education and the Study of Language
> 1891 Women in Medicine
> 1894 Common Sense Applied to Woman Suffrage
> 1907 Stories and Sketches

In den 1890er Jahren verminderte Putnam Jacobi ihre Tätigkeit in der Medizinschule Blackwells, wurde Belegsärztin am St. Mark's Hospital, unternahm eine Reise nach Griechenland und zog sich 1900 ganz zurück. Die letzten Jahre verbrachte sie am Lake George im Staat New York. Sie verstarb 1906 in New York City. Diese letzten 15 Jahre ihres Lebens widmete sie jedoch vermehrt der Arbeit für die Frauenrechtsbewegung, in der sie eine Leitfigur wurde, nicht nur als Ideologin und Autorin, sondern auch als erfolgreiche Berufsfrau.

Die Motivation für ein Medizinstudium bezog Putnam wohl weniger aus dem Feminismus als vielmehr aus ihren naturwissenschaftlichen Interessen, allenfalls aus dem Vorbild Elizabeth Blackwell. Während ihrer ganzen beruflichen Tätigkeit setzte sie sich mit allen Mitteln für die Belange der modernen Frau ein, vor allem für die Möglichkeiten ihrer Bildung, einschliesslich medizinischer Ausbildung. Sie war Mitglied der Women's Medical Association, und sie gründete sowohl die Working Women's Society als auch die Association for the Advancement of Medical Education of Women. Im Verlauf ihres Lebens rückte auch bei ihr die Frage des Stimmrechts immer mehr

---

216 Morantz in Dictionary of American Medical Biography I, 390 f.

in den Vordergrund. Sie beteiligte sich an Kampagnen und wurde Teil des Netzwerks der Führerinnen dieser Bewegung. Insbesondere ist ihr Buch zu erwähnen, dessen vollständiger Titel lautet: *Common Sense Applied to Woman Suffrage. A statement of the reasons which justify the demand to extend the suffrage to women.*[217] Die Autorin behandelt darin die Geschichte, die Argumente und die gegenwärtige Situation des Gegenstands. Originell ist die Einbettung in die Geschichte der Befreiungsbewegungen: Im 17. Jahrhundert das Ende der Doktrin der göttlichen Rechte des Königs, im 18. Jahrhundert die sogenannten Menschenrechte, im 19. Jahrhundert die Frauenrechte – ein Prozess zunehmenden Misstrauens gegenüber den jeweils geltenden Autoritäten. Es wird verständlich, dass ein biographisches Lexikon Putnam als „physician and suffragist" apostrophiert.[218]

Diese kritische, unideologische Frau mit Blick auf das Ganze ist die klassische Vertreterin der zweiten Generation der angelsächsischen Pionierinnen.

3.1.7 Nadeschda Suslowa (R)

Das Medizinstudium von Frauen begann 1850 in den Vereinigten Staaten. In Grossbritannien bemühten sich Frauen um 1870 darum, zwar noch erfolglos, doch kam es bereits zu einer anglo-amerikanischen Zusammenarbeit. Schon vor dem Erfolg in Grossbritannien öffnete sich die Universität Zürich den Frauen und wurde der europäische Kontinent zum Schauplatz für prominente Pionierinnen. An erster Stelle steht hier die Russin Nadeschda Suslowa. Als erste in Europa ausgebildete Ärztin hat sie Berühmtheit erlangt und wurde vielfach beschrieben, doch gibt es ausserhalb Russlands verhältnismässig wenig quellengestützte Literatur.[219]

Nadeschda Prokofjewna Suslowa wurde 1843 in Panin östlich von Moskau geboren. Ihr Vater war ein geschulter Leibeigener, der die

---

217 Putmam Jacobi 1894.
218 Johnson 1929.
219 Wick 1970, Tuve 1984, Bonner 1988a/b, 1989, 1992, 31–43, Rogger 2010. Ferner auch Rohner 1972, Chaff 1977, Müller 2007.

Freiheit erlangt hatte und zum Gutsverwalter aufstieg. Beide Eltern förderten die Ausbildung ihrer drei Kinder. Die Familie übersiedelte 1854 nach Moskau, und Nadeschda bezog 1859 ein gymnasiales Internat, wo sie Sprachen lernte und das Diplom für Hauslehrerinnen erlangte. Sie fühlte sich dem Nihilismus und Feminismus verpflichtet, trat der revolutionären Bewegung „Land und Freiheit" bei, war für höhere Bildung motiviert und lehnte einen Heiratsantrag ab. Ihr Berufswunsch war Schriftstellerin oder aber Ärztin, um dem leidenden Volk durch Verbreitung von Hygiene zu helfen. Daher wurde sie 1861 in St. Petersburg Hörerin an der Medizinisch-chirurgischen Akademie und bildete sich in Medizin. In der sozial aufgewühlten Zeit kam sie intensiv mit dem Gedankengut von Sozialismus, Nihilismus und Feminismus in Kontakt; sie schrieb darüber, was dazu führte, dass sie von der Polizei beschattet wurde. Die Angst vor solchen Aktivitäten war es denn auch, welche die Obrigkeit zum Verbot des Studiums von Frauen brachte, sodass Suslowa 1863 ihre Studien abbrechen musste.[220] Sie und eine Kommilitonin versuchten es im Ausland und wurden 1865 an der medizinischen Fakultät in Zürich als Hörerinnen aufgenommen. Die Schweiz galt als das freieste Land in Europa, ohne enge Beziehungen zu Russland. Die Kommilitonin schied bald aus, Suslowa jedoch schritt zielbewusst von Examen zu Examen und beendete ihr in Russland begonnenes Medizinstudium als Hörerin mit vollem Studienpensum. Um ihre Schlussexamina abzulegen, stellte sie 1867 das Gesuch um Immatrikulation, und es trafen die universitären und staatlichen Behörden die folgenschwere Entscheidung, sie retroaktiv zu immatrikulieren. Sie bestand ihre Schlussexamina mit Glanz und wurde – eine Sensation – die erste Ärztin in Europa. Ihr Lehrer, der Chirurg Edmund Rosé, hielt bei ihrer Doktorfeier ein flammendes Plädoyer für das künftige Studium der Frauen; sogar Dostojewski beglückwünschte sie.

Ihrer Herkunft und ihrem Einsatz im Studium nach zu schliessen, wäre man versucht, sich eine wild entschlossene, streitbare Frau vorzustellen. Das Gegenteil ist der Fall. Suslowa wurde in Zürich durchwegs geschildert als eine stille, ernste Natur, von tiefem Gemüt

---

220 S. 1.3.2 und 2.2.5.

und grosser innerer Kraft, auch als bescheiden, fleissig und diszipliniert.[221] Diese sympathischen Eigenschaften der unauffälligen und arbeitsamen Studentin mochten wohl zum Entscheid von Fakultät und Senat der Universität Zürich beigetragen haben. Mit ihrem ärztlichen Diplom in Händen schrieb sie das berühmte Wort in ihr Tagebuch: „Ich bin die erste, aber ich werde nicht die letzte sein. Nach mir werden tausende kommen".[222] Sie sollte sich nicht getäuscht haben.

Nach ihrem Studienabschluss in Zürich begab sich Suslowa nach Graz wo ihre Dissertation über die Physiologie der Lymphherzen entstand.[223] Nach einer Zwischenstation in Wien kehrte sie 1869 nach Russland zurück, wo sie weitere Examina abzulegen hatte, um die dortige Praxisbewilligung zu erlangen. Auch in ihrer Heimat wurde sie als erste und vorerst einzige Ärztin gefeiert und wurde zum Idol des Frauenstudiums und der Feministinnen. Während ihres Studiums hatte Suslowa in Zürich den Assistenzarzt Friedrich Erismann (1842–1915) kennen gelernt und sich mit ihm verlobt. Suslowa schilderte ihm die sozialen und hygienischen Zustände in Russland, was ihn schliesslich bewog, dort als Hygieniker zu arbeiten. Das Paar heiratete 1869 in Wien und liess sich in St. Petersburg nieder, doch Erismann zog zur Weiterbildung nach Zürich und München zurück und die Beziehung wurde weitgehend zur Fern- und Briefehe. In einem seiner Briefe bezeichnete er sie als eine „Priesterin der Menschenliebe". Erismann kehrte jedoch nach Russland zurück und machte dort eine bemerkenswerte akademische Karriere in der Schulhygiene und im öffentlichen Gesundheitswesen. Die Ehe mit Suslowa wurde allerdings 1874 geschieden.

Das Leben der Ärztin Suslowa in Russland ist nur in groben Zügen bekannt. Sie führte eine Praxis für Gynäkologie und Pädiatrie in St. Petersburg. 1872/73 ging sie für eine Fortbildung nach London und unternahm eine weitere Reise in die Schweiz. Nach ihrer Scheidung heiratete sie den Histologen Alexander Golubew (1836–1926), den sie in Graz kennengelernt hatte. Auch wenn sie traditioneller wurde, blieb sie weiterhin den Ideen des Feminismus treu. Ab 1880

221 Bonner 1992, 37.
222 Tagebucheintrag Suslowas, Bankowski-Züllig 1988, 127.
223 Suslowa 1867.

führte sie eine Praxis in Nischnij Nowgorod. Ihre letzte Lebenszeit verbrachte sie ab 1893 auf den Gütern von Golubew in Kastel an der Südküste der Krim. Dort führte sie wiederum eine Praxis, schrieb und gründete eine Schule, ein Gymnasium und ein Krankenhaus. Während der Revolution von 1905 verteidigte sie Revolutionäre vor Gericht. Auf der Krim starb sie 1918, im gleichen Jahr wie ihre ebenfalls berühmte Schwester Apollinaria (Polina), die Schriftstellerin und einflussreiche Freundin Dostojewskis.

Suslowa wuchs mit einer Jugend auf, die sich im Wirbel der russischen Aufbruchsstimmung befand und von allen Visionen zwischen Sozialreform und Revolution ergriffen wurde. Die Mitgliedschaft in einer revolutionären Organisation zeigt, dass Suslowa nicht blosse Zuschauerin oder Sympathisantin war. Ihr Wille, dem armen Volk zu helfen und zu diesem Zweck auch als Frau den ärztlichen Beruf zu ergreifen und zu studieren, zeigt nicht nur hohe Motivation, sondern auch zweifellos den Einfluss des aufkommenden Feminismus. Ohne diese Einflüsse hätten sich unter den gegebenen Umständen wohl nicht zahlreiche junge Frauen in die für sie kurzfristig offenen Kurse der Medizinisch-chirurgischen Akademie und ins Exil gedrängt. Trotz der beschränkten Quellenlage lässt sich erkennen, dass sich Suslowa als Ärztin bei ihrem sozialen und karitativen Engagement weiterhin für die Sache der Frauen eingesetzt hat.

3.1.8 Franziska Tiburtius (D)

Bis 1900 konnten Frauen in Deutschland nicht Medizin studieren. Sie waren gezwungen, ihre Studienwünsche im Ausland zu erfüllen. Aus sprachlichen Gründen bevorzugt war natürlich die Universität Zürich, etwas später auch Bern. Eine der ersten Frauen, die davon Gebrauch machten, war Franziska Tiburtius. Zu ihrer Kenntnis verhelfen literarische Quellen, unter denen ihre Autobiographie von 1923 von besonderem Wert ist.[224]

---

224 Tiburtius 1923, Lange-Mehnert 1989, Bonner 1992, 54–61, Mack 1999. Ferner auch Siebel 1919, Rohner 1972, Chaff 1977, Müller 2007, Rogger 2007.

Franziska Tiburtius wurde 1843 auf der Insel Rügen geboren, wo sie mit neun Geschwistern auf einem Gutshof aufwuchs und von einem Hauslehrer und einer „bösen Erzieherin" unterrichtet wurde. Sie erinnert sich an ihre Jugend als einer Zeit des heiligen Respekts vor den Eltern und des unbedingten Glaubens an die Autorität erwachsener Personen. Sie war schon früh eine ‚Leseratte' und besuchte vom achten bis zum 16. Jahr eine Privatschule im nahen Stralsund. Politisch erinnert sie sich an den „staatsgefährdenden" Liberalismus der 1850er Jahre. Nach Abschluss der Schule wurde sie Hauslehrerin und sammelte die ersten gesellschaftlichen Erfahrungen. Sechs Jahre später legte sie das Examen für Lehrerinnen ab, und nach elf Jahren als Erzieherin und Lehrerin begab sie sich 1870 nach England, wo sie zuerst in einer Finishing School in London und sodann in Surrey arbeitete. Sie plante die Führung einer Mädchenschule; insbesondere wollte sie den kaum existierenden Mathematik-Unterricht für Mädchen verbessern.

Das Schicksal hatte es anders gemeint. In England führte Franziska eine lebhafte Korrespondenz mit ihrem Bruder, dem Arzt Karl Tiburtius. Dieser war befreundet mit Henriette Hirschfeld (1836–1911), welche von den Blackwells gehört hatte und sich nach Amerika begab, um Zahnmedizin zu studieren. Sie kehrte zurück und praktizierte als einzige Zahnärztin in Deutschland. Diese Frau und ihr Weg beeindruckten auch Karl, der seiner Schwester ein Medizinstudium suggerierte, und dies mit zunehmender Intensität. Franziska, nach anfänglicher Ablehnung einer unmöglichen Sache, erwärmte sich doch immer mehr für die Vorstellung, Ärztin zu werden und erreichte den Punkt des Entschlusses. Auch Karl fasste einen solchen: Er ehelichte Henriette Hirschfeld. Franziska begann 1871 ihr Medizinstudium in Zürich, für sie eine glückliche und erfüllende Zeit. Seit der Promotion der Suslowa 1867 waren dieser mehrere ausländische Studentinnen der Medizin gefolgt. Die erste Deutsche war Emilie Lehmus (1841–1932). Sie und Tiburtius wurden Studienfreundinnen, und ihr ganzes weiteres Berufsleben sollte sich in erstaunlicher Parallelität vollziehen. Die Zahl der Medizinstudentinnen in Zürich war bis 1871 gering geblieben, dann jedoch vergrösserte sie sich gewaltig durch den Ansturm von Russinnen. Tiburtius erlebte staunend diese „aus dem wildbewegten Meer des sozialen Russlands überschäumenden

Wellen, die so viel Sonderbares und Krasses nach Zürich spülten".[225] Das Sonderbare und Krasse war für sie die Konfrontation mit dem russischen Nihilismus und Radikalismus, mit der Schwarmgeisterei und den Weltverbesserungsplänen dieser Russinnen, auch der ausländischen Frauenbewegung. Tiburtius war bei Studienbeginn bereits 28 Jahre alt. Dies mag dazu beigetragen haben, dass sie von ihren Kolleginnen als Respektsperson bezeichnet wurde: ernst, hart arbeitend und reserviert.

Eine weitere Studienkollegin war Marie Vögtlin, die erste Schweizerin unter den Studentinnen der Medizin in Zürich. Diese schloss bereits 1873 ihr Studium ab, begab sich zur Weiterbildung nach Dresden und eröffnete eine Praxis in Zürich. Tiburtius machte am Ende ihres Studiums Praxisvertretungen bei Vögtlin und folgte deren Rat zu einem Praktikum beim Gynäkologen Prof. Franz von Winckel in Dresden. Dieser galt als der einzige Klinikleiter in Deutschland, der gewillt war, Frauen aufzunehmen. Auch Emilie Lehmus praktizierte bei ihm. 1876 promovierte Tiburtius in Zürich zum Doktor der Medizin mit einer Dissertation über chronische Bleivergiftung.[226]

Zurück in Deutschland bemühte sich Tiburtius um Ablegung des Staatsexamens zur Erlangung der Praxisbewilligung. Diese wurde jedoch verweigert, und erst 1898 wurde den ersten im Ausland ausgebildeten Ärztinnen in Deutschland die Approbation erteilt. Infolgedessen begannen Tiburtius und Lehmus ihre ärztliche Arbeit in Berlin mit dem nicht-ärztlichen Status von Heilpraktikern, allerdings mit dem für sie erlaubten Titel Dr. med. Zürich. Sie waren die ersten und bis 1890 die beiden einzigen Ärztinnen in Berlin. Ihre Praxen richteten sie im Haus von Franziskas Bruder Karl und dessen Gattin Henriette Hirschfeld ein. Der Beginn war mühsam. Erst kamen nur die ärmsten Patientinnen, später auch Mittelstand. Schon 1877 richteten sie eine kleine Poliklinik ein, vier Jahre später, als sich ihre Lage stabilisiert hatte, auch eine Pflegeanstalt für Frauen und schliesslich eine chirurgische Klinik mit weiblichen Ärzten. Diese diente ab 1890, als sich weitere in der Schweiz ausgebildete Ärztinnen in Berlin niedergelassen hatten, als Stätte ihrer Weiterbildung. Das Misstrauen

225 Tiburtius 1923, 120.
226 Tiburtius 1876.

gegenüber Ärztinnen schwand; 1900 öffneten sich die ersten deutschen Universitäten den Frauen, 1908 die preussischen, und ab 1914 erlangten Frauen die ärztliche Approbation. Tiburtius hatte nun eine ausgedehnte Praxis. Mit Gewinn teilte sie nicht nur das Haus, sondern auch das gesellschaftliche Leben von Bruder und Schwägerin. 1907 gab sie im Alter von 64 Jahren ihre Praxis auf und unternahm Reisen nach Rom, Palästina, Nordafrika und Amerika. 1923 erschienen ihre „Erinnerungen einer Achtzigjährigen".[227] Sie starb 1927 in Berlin.

Wer sich im biographischen und autobiographischen Material von Franziska Tiburtius auf die Suche nach feministischen Signalen aufmacht, wird sich bald enttäuscht sehen. Tiburtius war wohl primär eine lernbegierige, auf berufliche Selbständigkeit setzende Frau, die sich sogar selbst als konservative Natur bezeichnete. Sicher war ihr alles Laute und Revolutionäre zuwider. Die Motivation für ihr relativ spätes Medizinstudium bildeten vordergründig die Bemühungen ihres ärztlichen Bruders, das leuchtende Vorbild von Henriette Hirschfeld und der Briefwechsel mit Emilie Lehmus, die ihr in Zürich mit dem Studium vorangegangen war. Als langjährige Lehrerin muss sie allerdings mit emanzipatorischem Gedankengut in Kontakt gekommen sein; die meisten Führerinnen der Frauenrechtsbewegung waren denn auch Lehrerinnen. Wenn sich Tiburtius überhaupt für die Frauenbewegung interessierte, so sicher mit der Bildungsbewegung, mit dem Kampf um neue Erwerbsmöglichkeiten für Frauen, wie sie in Deutschland der Lette-Verein vertrat. Die theoretische Frauenfrage interessierte sie kaum, und mit der Frauenrechtsbewegung ging sie auf Distanz. Sie selbst praktizierte Feminismus durch ihr Sein als Ärztin und durch ihre Arbeit, nicht jedoch durch ideologische Äusserungen.

Als Ärztin hat sie sich der Frauenrechtsbewegung angenähert und hat sich insbesondere für die Aufhebung des Studierverbots für Frauen in Deutschland eingesetzt, nicht jedoch für das Stimmrecht. Im Alter dürften sie ihre nahen Beziehungen zu Helene Lange der Frauenrechtsbewegung zugänglicher gemacht haben.[228]

227 Tiburtius 1923. Siehe auch Mack 1999, Kap. 4.
228 Helene Lange (1848–1930), deutsche Vertreterin der Frauenrechtsbewegung, Lehrerin und Pädagogin für höhere Ausbildung, gründete Mäd-

Zur besseren Einordnung der Pionierinnen von Zürich diene Tabelle 6. Sie zeigt die ersten zwölf Absolventinnen der Universität Zürich, beginnend mit Suslowa, der Ersten, gefolgt von weiteren Russinnen, jedoch auch von Vetreterinnen aus Grossbritannien, den USA, der Schweiz und Deutschland, unter anderen von Tiburtius, Vögtlin und Dimock. Alle zwölf Studentinnen erlebten – wenigstens zu Beginn ihres Studiums – noch die geordnete und übersichtliche Zeit des Medizinstudiums, bevor 1871 der Ansturm der „russischen Invasion" die zweite Phase des Frauenstudiums einleitete, die von Tiburtius so plastisch beschrieben wurde.[229]

Tabelle 6. Die ersten 12 an der Universität Zürich ausgebildeten Ärztinnen (nach Rohner 1972).

Nr.	Name	Land	Dr. med.
1	Suslowa, Nadeschda	Russland	1867
2	Morgan, Frances	Grossbritannien	1870
3	Bukowa, Maria	Russland	1871
4	Dimock, Susan	USA	1871
5	Atkins, Louise	Grossbritannien	1872
6	Walker, Eliza	Grossbritannien	1872
7	Jakowlewa, Pulcheria	Russland	1873
8	Prugeansky, Marie	Russland	1873
9	Kleinmann, Anna	Russland	1874
10	Vögtlin, Marie	Schweiz	1874
11	Lehmus, Emilie	Deutschland	1875
12	Tiburtius, Franziska	Deutschland	1876

---

chenschulen, war politisch tätig, führte 1896 das Abitur für Frauen ein, war Mitautorin des Handbuchs der Frauenbewegung.
229 Tiburtius 1923, 113 ff.

3.1.9 Marie Vögtlin (CH)

Suslowa hatte mit ihrem Studium und erfolgreicher Promotion 1867 die Universität Zürich den Frauen geöffnet. Andere folgten: Russinnen, Britinnen, eine Amerikanerin. Erst die zehnte ausgebildete Ärztin war eine Schweizerin, Marie Vögtlin (Tabelle 6). Im Urteil der schweizerischen Bevölkerung mochte es angehen, dass Ausländerinnen in Zürich studierten und dann wieder verschwanden, doch eine Einheimische, das war für viele zu viel, erzeugte Kopfschütteln bis Skandal. Darin liegt der Sonderfall Marie Vögtlin. Über sie ist, vor allem innerhalb der Schweiz, viel geschrieben worden, darunter auch die Biographien von Siebel und von Müller.[230]

Marie Vögtlin wurde 1845 in Bözen im Kanton Aargau als Tochter des dortigen Landpfarrers und seiner Ehefrau geboren. Beide Eltern schätzten Bücher und Bildung und vermittelten Marie den Elementarunterricht. Die nächste Bildungsstufe erfolgte in zwei Pensionaten, wo sie unter anderem französisch, englisch und italienisch lernte. Eine mehr praktische Ausbildung erfolgte in einem Grosshaushalt in Zürich. Insgesamt erfuhr Marie das, was Müller als eine für ihre Zeit „durchaus gediegene Mädchenbildung" bezeichnet.[231] In einer schicksalshaften Begegnung lernte das junge Mädchen den Medizinstudenten Friedrich Erismann kennen und verlobte sich mit ihm.[232] Brillant und unkonventionell machte Erismann seine Freundin mit neuen Ideen der Zeit vertraut. Er war an der Universität Zürich mit Suslowa in Kontakt getreten, die ihn in die sozialistischen Ideen eingeführt hatte. Auch für Marie Vögtlin brachen damit neue Horizonte auf: Medizin, Emanzipation der Frau, Autoren wie John Stuart Mill, neue Gesellschaftsmodelle. Erismann allerdings entschied sich dann anders, heiratete Suslowa und trat seine überaus erfolgreiche medizinische Laufbahn an.

---

230 Wichtige Quellen zu Vögtlin sind: Siebel 1919, Rohner 1972, Lange-Mehnert 1989, Bonner 1992, 40–43, Müller 2007. Ferner auch Tiburtius 1923, Wick 1970, Chaff 1977, Bonner 1988a/b, 1989, Rogger 2010.
231 Müller 2007, 31 ff.
232 S. 3.1.7 Suslowa.

Die Auflösung des Verlöbnisses mit Erismann stürzte die junge Vögtlin 1867 in eine tiefe Krise. Sie beobachtete die Cholera-Epidemie und stürzte sich in praktische Arbeiten wie Krankenpflege bei Familienmitgliedern, ein Praktikum im Kinderspital von Brugg, sowie auch Aussprachen mit dem Hausarzt. So reifte in ihr der Wunsch und die Überzeugung, Ärztin zu werden. Sie fasste Mut und bat in einem Brief ihren Vater um die Erlaubnis, so wie es die Sitte der Zeit gebot.

> Der Vater erkannte, wieviel ihr daran gelegen war und willigte schweren Herzens ein. Doch sogleich brach ein gewaltiger Sturm der Entrüstung in der Verwandtschaft los, der bald das Städtchen und durch die Presse das ganze Land erfasste. Man schmähte die junge Schweizerin, die es wagte, am Althergebrachten zu rütteln.[233]

Die junge Frau jedoch blieb standhaft, bildete sich in Latein, Mathematik und Naturwissenschaften weiter, um ein universitäres Niveau zu erreichen, und ging tapfer ihren Weg. 1868 immatrikulierte sie sich an der medizinischen Fakultät der Universität Zürich.

Vögtlin studierte mit grossem Einsatz und Begeisterung. Die Behandlung durch die meisten Professoren und Studenten fanden ihr Lob. Ihre beiden Bezugspersonen waren ihre amerikanische Kollegin Susan Dimock, die mit ihr das Studium begann, und eine Schweizer Freundin. Mit beiden verbrachte sie ihre Freizeit samt Bergbesteigungen in den Alpen. Als die mangelhafte Vorbildung vieler ausländischer Studentinnen zum Problem wurde, setzte sich Vögtlin 1870 mit weiteren Kommilitoninnen beim Rektorat dafür ein, dass das Abitur allgemein zur Eintrittsbedingung für ein universitäres Studium erklärt würde und legte selber mit den Gymnasiasten die Maturitätsprüfungen ab. Mit den 1870er Jahren begann auch der Zustrom von Medizinstudentinnen aus Deutschland, sowie vor allem aus Russland. Auch Vögtlin hat diese neue Situation voll erlebt. Als Studierende sich gegen die Arroganz von Russinnen auflehnten, war es Vögtlin, die vermittelnd eingriff. 1873 legte sie ihre Schlussexamina ab und begab sich zur Weiterbildung nach Deutschland. Erste Station war die Universität Leipzig, wo sie unter der Frauenfeindlichkeit der Professoren und Studenten litt. Dann

233 Rohner 1972, 43.

jedoch wechselte sie in die Entbindungsanstalt Dresden zu Prof. Franz von Winckel, einem Befürworter des Frauenstudiums. Dort entstand auch ihre Dissertation „Über den Zustand der Genitalien im Wochenbett".[234]

Nach Zürich zurückgekehrt, legte Vögtlin 1874 ihr Doktorexamen ab und eröffnete im selben Jahr ihre gynäkologisch-obstetrische Praxis. Im Jahr darauf heiratete sie den Professor der Geologie, Albert Heim, mit dem sie drei Kinder haben sollte und der die Berufsarbeit seiner Frau unterstützte.

Marie Heim-Vögtlins Praxis für Frauenkrankheiten und Geburtshilfe in Zürich war von Anfang an gut besucht und erforderte lange Arbeitstage, auch wie damals üblich mit Hausbesuchen. Die Ärztin war unermüdlich tätig, ihren Patientinnen verbunden und zeigte soziales Engagement, z. B. in der Frage des Alkoholismus. Mit der Zeit wurde ihre Praxis immer mehr zur Armenpraxis. Wo sie als Ärztin hinkam, suchte sie hygienische Übelstände zu verbessern. Im Lauf der 1880er Jahre traten auch die ersten Kolleginnen auf den Plan. Als in den 1890er Jahren das Projekt einer Pflegerinnenschule auftauchte, beteiligte sich Marie Heim-Vögtlin mit ganzer Kraft daran. Nach der Gründung dieser Schule und des Krankenhauses übernahm sie zu ihrer Praxis noch als Abteilungsärztin die Kinderabteilung sowie das Amt der Quästorin. Neben Artikeln in medizinischen Zeitschriften verfasste sie auch zwei Schriften zur Pflege des Kindes respektive zur sittlichen Erziehung der Jugend.[235] Gesundheitliche Gründe machten 1915 den Rücktritt von ihren Ämtern an der Pflegerinnenschule nötig. Sie starb 1916 in Zürich.

Die Motivation Vögtlins zur Medizin und zum Studium ist hinlänglich dokumentiert. Das primäre Ereignis zu dieser Motivation bildet zweifellos der Einfluss des Medizinstudenten Erismann, der die innere Welt der jungen Frau mit neuen Gehalten bereicherte, die weit über Medizin hinausgingen und vor allem die damalige Lage der Frau beinhalteten, ihre Emanzipation, ihr Studium und ihren Beruf. So konnte denn Vögtlin ihrer Freundin schreiben:

---

234 Vögtlin 1874.
235 Heim-Vögtlin 1898, 1907.

> Ich fange an wie Du innerlich zu jammern, wenn ein Mädchen zur Welt kommt – und die Sehnsucht, dass einmal alles anders werden möge – dass Erlösung komme aus dieser Sklaverei wird brennender als je.[236]

Nach der Auflösung des Verlöbnisses mit Erismann fühlte Vögtlin sich im freien Fall. Sie liess sich jedoch nicht zerschellen, sondern mobilisierte ihre Kräfte und Begabungen, um ihrem Leben eine neue Bahn und Bestimmung zu geben. Nebst ihrem konkreten Berufsziel war sie gewillt, vorläufig als Einzelkämpferin, für die Befreiung der Frau aus ihrer Rechtlosigkeit und aus ihrer Verstrickung in überlieferte Bräuche einzustehen. Insofern hatte schon die relativ kurze Geschichte ihrer Motivation und Berufswahl klare feministische Züge.

Wenn man Marie Heim-Vögtlins späteres Leben unter diesem Gesichtspunkt untersucht, kommt man etwa zu den folgenden Einsichten. Sie war zwar für die Befreiung der Frau, hielt sich jedoch dabei nicht an die Frauenrechtsbewegung und gehörte auch keinen politischen Organisationen an. Das Faktum Frau interessierte sie mehr als die Frauenrechtsbewegung, die etwa in der Schweiz noch weniger entwickelt war als selbst in Deutschland. Am ehesten konnte sie sich dem Aspekt der Bildungsbewegung anschliessen. Deutlich wurde sie meist nur da, wo es um die Lage der Frau und das Ungleichgewicht zwischen den Rechten von Mann und Frau ging, etwa die grosse Ungerechtigkeit des männlichen Besitzrechts in der Ehe. Ihrem Sohn Arnold schrieb sie 1910:

> Wenn du eine Frau bekommst, die etwas mitbringt oder etwas verdient, oder später etwas erbt, so musst Du es einrichten, dass die Frau dieses Geld ganz selbst verwaltet und nicht durch dich erst beziehen kann. In dieser Einrichtung, ich meine darin, dass der Mann der Verwalter des Frauenvermögens ist, liegt eine grosse Ungerechtigkeit, die mich trotz meiner eigenen Lage, die doch zu den denkbar günstigsten gehört, oft bedrückt [...]. Diese Ungerechtigkeiten sind der Hauptgrund, weshalb ich mit Feuer und Flamme das Frauenstimmrecht vertrete. Das sind noch Reste von der Hörigkeit der Frau, die heute überwunden sein sollten.[237]

---

236 Vögtlin an Marie Ritter, s. Siebel 1919, 41.
237 Marie Heim-Vögtlin an Arnold Heim vom 12. Dezember 1910 s. Müller 2007, 177.

In ihrem Brief spricht sich Marie Heim-Vögtlin klar für die Selbstbestimmung der Frau aus, gibt Einblick in ihre eigene, bevorzugte Lage, und bekennt sich unmissverständlich zum Stimmrecht. Die Tatsache, dass zahlreiche Feministinnen vor der Extremforderung des Stimmrechts zurückschreckten, lässt erkennen, dass Heim-Vögtlin in ihren Ansichten durchaus feministisch dachte. Ihr Gatte Albert Heim, der sehr für das Studium und andere Rechte der Frau eingestellt war, lehnte das Stimmrecht der Frauen ab, mit der Begründung, die Frau nicht noch damit zu belasten. Die Ehegatten Heim-Vögtlin waren sich bewusst, in einem Schaufenster zu leben und Vorbilder für eine moderne Ehe zu sein. Dies fiel beiden nicht immer leicht: Heim war nicht frei von konservativen Zügen und vermochte seiner befreiten Berufsfrau nur mit Mühe zu folgen; Vögtlin litt unter der Doppelrolle der ausgefüllten Berufsfrau, die gleichzeitig einem grossen Haushalt vorzustehen hatte – Pioniere einer anbrechenden neuen Zeit.

3.1.10 Susan Dimock (USA)

Die jüngste der zehn ausgewählten Pionierinnen besticht durch eine persönliche und berufliche Faszination, die durch zahlreiche Autoren beschrieben wurde.[238] Susan Dimock wurde 1847 in Washington im Staat North Carolina als einziges Kind ihrer Eltern geboren. Letztere waren beide Lehrer, der Vater ausserdem Jurist und Redakteur. Das Südstaatenkind realisierte im Alter von acht Jahren, dass Sklaverei eine Sünde sei. Susan wurde zuerst zu Hause unterrichtet und anschliessend in der von der Mutter geführten Schule. Die 13-Jährige begeisterte sich am Latein-Unterricht und begann in einer Materia medica (Arzneimittellehre) zu lesen, zuerst an der lateinischen Sprache interessiert, sodann am medizinischen Inhalt. Medizinische Lehrbücher folgten. Sie wollte, wie ihr Grossvater, dereinst den Beruf eines Arztes ausüben, was vom Vater unterstützt wurde. Als sie 16

---

238 Wichtige Quellen zu Dimock sind: Cheney 1875, Vietor 1924, Rohner 1972, Bonner 1992, 2 f., 26 f., 40–46, Müller 2007. Ferner auch Siebel 1919, Drachman 1976, Chaff 1977, Walsh 1977, Morantz-Sanchez 1985, Bonner 1988a, 1988b, 1989, Rogger 2010.

Jahre alt war, starb der Vater, worauf Mutter und Tochter in die Nähe von Verwandten in Massachusetts übersiedelten. In Sterling besuchte Susan eine Mädchenschule. Ihre bevorzugte Lektüre waren weiterhin medizinische Lehrbücher, die ihr von Zakrzewska im nahen Boston empfohlen wurden. Im ebenfalls nahen Hopkinton konnte die 18-Jährige bereits selber in einer Schule Unterricht erteilen.

Total motiviert für Medizin zog Susan Dimock 1866, von der Mutter unterstützt, für ein Praktikum an das von Frauen geführte New England Hospital for Women and Children in Boston, das unter der Leitung von Marie Zakrzewska stand. Hier wurde Dimock von Lucy Sewall in die Krankenhausmedizin eingeführt und durfte bald auch an klinischen Unterrichtsveranstaltungen am Massachusetts General Hospital teilnehmen, dies allerdings nur in der Abwesenheit der Harvard-Studenten. Neben Dimock arbeitete die Engländerin Sophia Jex-Blake als Praktikantin, und Zakrzewska war von den beiden jungen Frauen so überzeugt, dass sie sich für ihr Medizinstudium einsetzte. Beide wurden bei der Harvard Medical School angemeldet, doch in beiden Fällen erfolgte eine Zurückweisung: Frauen waren in der Harvard University nicht willkommen. Zakrzewska hatte jedoch gehört, dass im selben Jahr 1867 an der Universität Zürich eine Ärztin (Suslowa) promoviert hatte und schickte Dimock nach ihrer zweijährigen Ausbildung, mit Geldmitteln versehen, in die Schweiz.

Auf dem Weg nach Zürich besprach sich Dimock mit Elizabeth Garrett in London und mit Mary Putnam in Paris. Dimock war die erste amerikanische Studentin, die zum Studium der Medizin nach Europa ziehen sollte. Zahlreiche würden ihr folgen. Ihr Studium an der Universität Zürich begann Dimock 1868 gleichzeitig mit der ersten schweizerischen Studentin, Marie Vögtlin. Die beiden wurden enge Freundinnen, unterstützten sich im Studium und in Sprachkenntnissen und unternahmen gemeinsame Ausflüge und Bergtouren. Vögtlin beschrieb einer Freundin ihre Studienkollegin:

> Die Amerikanerin ist eine merkwürdig fertige Person für ihr Alter; sie sieht so sanft und kindlich aus, und doch spricht aus ihrem Wesen eine vollendete Festigkeit im Denken und Handeln.[239]

---

[239] Vögtlin an Maria Ritter vom 21. Oktober 1868, Müller 2007, 106.

Dimock war von ihrem Studium begeistert und schätzte insbesondere den koedukativen Unterricht, dies mit der Begründung, dass sie später mit männlichen Kollegen zusammenarbeiten würde. Auch sie erlebte die erste Welle der russischen Studentinnen, beeindruckt vom Idealismus, von der Selbstlosigkeit und der gegenseitigen Hilfe, die sie vielfach feststellte. Dimocks medizinische Vorkenntnisse liessen sie das Studium in nur drei Jahren absolvieren. Sie promovierte 1871 als die vierte in Zürich ausgebildete Ärztin mit einer Dissertation über Puerperalfieber.[240] Eine einjährige Weiterbildung in Wien, München, Paris und London schloss sich an. Der Professor für Anatomie in Zürich, Georg Hermann von Meyer, erinnerte sich wenige Jahre später:

> I hardly found one who studied so indefatigably, so industriously, and so conscientiously as Miss Dimock [...]. Moreover, she was one of the most lovely women, graceful and elegant in manners, whom I ever met; and thus gained the respect of all her male college associates and her teachers.[241]

1872 war Dimock wieder in Boston am New England Hospital for Women and Children, diesmal als *resident physician* im Staff von Zakrzewska. Schon nach wenigen Jahren hatte Dimock dort deutliche Spuren hinterlassen. Durch gynäkologische Privatpraxis hatte sie ihr Studiendarlehen abbezahlt. Im Krankenhaus imponierte sie durch ihre chirurgischen Fähigkeiten und erlangte den Titel attending surgeon. Mit Geschick organisierte sie die erste Schule für Pflegerinnen sowie einen Sozialdienst. Ihre Initiative, ihr Selbstvertrauen und ihr Ergreifen neuer Ideen, sowie auch ihr Organisationstalent ernteten Bewunderung. Sie stand zweifellos am Beginn einer glanzvollen Laufbahn. Der Harvard-Physiologe Henry Bowditch äusserte sich über die Ärztin Dimock als

> one of the most accomplished physicians I have met, one fully alive to the importance of modern German thought and work on medical matters, [... with] a great love for operative surgery; which enabled her to undertake and successfully carry on very important operations.[242]

---

240 Dimock 1871.
241 Cheney 1875, 84 (Meyer an Zakrzewska).
242 *Ibid.*, 62 (Bowditch an Cheney).

Bei aller Konzentration auf Medizin liebte sie Musik, Tanz, Kunst, Theater und Reisen. Nach drei Jahren intensiver Tätigkeit in Boston hatte sie eine Abwechslung verdient: Eine medizinische Fortbildung in Europa, verbunden mit einem Wiedersehen mit ihren dortigen Kolleginnen und Kollegen. Sie schiffte sich 1875 auf der S/S Schiller ein, dem Schiff, das den Namen ihres deutschen Lieblingsdichters trug, und fuhr über den Atlantik. Es sollte ihre letzte Reise sein: Der Dampfer lief in dichtem Nebel auf die Felsen vor den Scilly Islands vor Cornwall auf und sank. Unter den 336 Todesopfern befand sich Susan Dimock, 28 Jahre alt. –

Die tief unglückliche Zakrzewska:

> Her loss is felt keenly, not only because of the charm of her personality but also because she had been a representative of the hopes of the Hospital for a woman who would be broadly fitted and trained to serve as attending surgeon.[243]

So gross war die Wertschätzung für Susan Dimock, dass nicht nur eine Strasse in Boston nach ihr benannt wurde, sondern auch das New England Hospital die neue Bezeichnung Dimock Community Health Center erhielt.

Ihre berühmte Kollegin, Mary Putnam, beschrieb Susan Dimock mit den Worten:

> She had, indeed, a certain flower-like beauty, a softness and elegance of appearance and manner such as is abundantly lacking in the women most eager to denounce surgical accomplishments as outrageously unfeminine.[244]

Verkörperte sie einen neuen, unverkrampften Typus Ärztin? Jedenfalls hat diese charmante junge Frau in ihrem kurzen Leben mehr erreicht als ihr selbst hätte bewusst sein können: Sie wurde Hoffnungsträgerin für künftige Generationen von Ärztinnen.

Dimock war nicht Feministin im landläufigen Sinn. Sie arbeitete zwar mit Vertreterinnen der Frauenrechtsbewegung, wohl im Zusammenhang mit ihrer Chefin Zakrzewska, hatte jedoch wenig Interesse am Feminismus. In der biographischen Literatur finden sich kaum Spuren davon. Mehr noch, im über hundertseitigen *Memoir of*

---

243 Vietor 1972, 368.
244 Putnam, 1875, Cheney 1875, 89.

Susan Dimock, verfasst von der Feministin Edna Cheney, findet sich nicht ein einziger Satz, der auf Feminismus bei Dimock hinweisen könnte. Sie bleibt damit eine klassische Vertreterin derjenigen Art von Feminismus, der sich darin äussert, dass jemand zu jener Zeit Ärztin geworden ist, sogar eine duch ihre Arbeit erfolgreiche, rundum anerkannte Ärztin. Darauf weist auch Zakrzewska:

> Her great desire was to continue in this work for years, thus hoping to convince the still doubting portion of the profession, as well as the community at large, that a woman can live according to her tastes, be thorough and scientific in her work, and yet remain – a lady.[245]

3.2 Schlussfolgerungen für die erste Generation von Ärztinnen

Diese Schlussfolgerungen basieren auf der untersuchten biographischen Literatur von zehn ausgewählten Pionierinnen der ersten Generation von Ärztinnen mit Geburtsjahr 1821 bis 1847, mit Studienabschluss 1849 bis 1877 und mit den Geburtsländern USA, Deutschland, Grossbritannien, Russland und Schweiz (Tabelle 5). Die Beschränkung und Auswahl erlaubte eine vertiefte Einsicht, doch bleibt die Problematik eben dieser Beschränkung und Auswahl. Die sukzessive Darstellung von zehn Biographien verlangt vorerst nach einer gedrängten Übersicht (Kasten 12).

Alle zehn Pionierinnen wuchsen in Familien des Mittelstands auf; es fehlen sowohl Arbeiterfamilien als auch Reichtum oder Adel. Die Mädchen hatten eine unterschiedliche Schulung, die für die damaligen Verhältnisse jedoch als leidlich bezeichnet werden darf. Ungewöhnlich ist aus heutiger Sicht die Tatsache, dass die Mädchen oft keine Grundschule besuchten, sondern von der Mutter oder den Eltern unterrichtet wurden. Ungefähr die Hälfte der zehn späteren Pionierinnen wurde in ihrem Drang, Ärztin zu werden, von ihren

245 Cheney 1875, 85 (Zakrzewska: *In Memoir of Susan Dimock*).

Kasten 12. Übersicht über die ausgewählten zehn Pionierinnen.

Elizabeth Blackwell (1821–1910, USA/GB): Die erste Medizinstudentin und Ärztin. Gründet ein Krankenhauses und eine Medizinschule für Frauen in New York, dann in London. Dozentin.

Emily Blackwell (1826–1910, USA): Chirurgin, Dozentin und Administratorin in Krankenhaus und Medizinschule von Elizabeth Blackwell in New York.

Marie Zakrzewska (1829–1902, D/USA): Von der deutschen Hebamme zur amerikanischen Ärztin. Dozentin in Boston. Gründerin und Direktorin eines Krankenhauses von und für Frauen in Boston. Feministin. Organisatorin.

Elizabeth Garrett (1836–1917, GB): Die erste Ärztin in Grossbritannien nach Privatstudien daselbst und Doktorat an der Pariser Sorbonne. Mitgründerin der ersten Medizinschule für Frauen in Grossbritannien; Dekanin. Feministin.

Sophia Jex-Blake (1840–1912, GB): Beginn in USA, dann Anführerin der „Sieben gegen Edinburgh". Doktoriert in Bern. Mitgründerin der ersten Medizinschule für Frauen in England, dann auch in Schottland.

Mary Putnam (1842–1906, USA): Die amerikanische Ärztin öffnet den Frauen die Sorbonne. Glanzvolle Karriere als Medizinerin moderner Art in New York. Dozentin. Feministin.

Nadeschda Suslowa (1843–1918, R): Eine Russin öffnet den Frauen die Universität Zürich und wird die erste Ärztin in Europa und Russland. Zahlreiche Frauen und Universitäten in Europa folgen ihrem Beispiel.

Franziska Tiburtius (1843–1927, D): Weil Frauen in Deutschland ein Studium verwehrt ist, studiert sie in Zürich. Inoffizielle aber erfolgreiche praktische Tätigkeit in eigener Klinik in Berlin.

Marie Vögtlin (1845–1916, CH): Erste Schweizer Ärztin. Studium in Zürich, Assistentin in Leipzig und Dresden. Gynäkologische Praxis, dann auch Tätigkeit in Pflegerinnenschule in Zürich.

Susan Dimock (1847–1875, USA): Erste amerikanische Studentin in Zürich. Weiterbildung in Wien, Paris, London. Vorbildliche Tätigkeit in Zakrzewskas Krankenhaus in Boston als Chirurgin und Organisatorin. Tod bei Schiffsuntergang mit 28 Jahren.

Eltern respektive dem Vater unterstützt. Es handelte sich dabei oft um Eltern, die selbst reformerische Ansichten hinsichtlich Gesellschaft, Sklaverei, Stellung der Frau etc. hatten. Ungleich folgenreicher waren die Probleme in den Familien, in denen die Eltern die Wünsche ihrer Tochter nicht zu unterstützen vermochten oder diese sogar antagonisierten.

Fast alle der ausgewählten Pionierinnen übten vor ihrem Medizinstudium eine Tätigkeit aus oder hatten bereits einen Beruf. Die Gründe dafür sind unterschiedlicher Art. Einige haben sich spät für den Beruf der Ärztin entschieden, andere brauchten noch finanzielle Mittel für ihr späteres Studium oder mussten in ihre Vorbildung investieren. Wieder andere testeten sich in einer medizinischen Tätigkeit oder kamen erst dadurch zum Wunsch, Ärztin zu werden. Die Hälfte übte über kürzere oder längere Zeit den Beruf der Lehrerin aus, den klassischen Beruf für die gebildete Frau aus dem Mittelstand. So ist es nicht verwunderlich, dass über die Hälfte ihr Studium erst im Alter zwischen 25 und 29 Jahren begann. Sie waren damit wesentlich älter als die männlichen Studierenden, welche die übliche Sequenz Gymnasium-Universität durchliefen. Mädchengymnasien waren damals unbekannt. Ein zentrales Problem bildet die Frage nach der Motivation für Medizin. Es war die Zeit, als es noch kaum Ärztinnen gab und dieser Berufswunsch völlig im Gegensatz zum gängigen Frauenbild der Gesellschaft stand. Für alle Pionierinnen dürfte das Bild einer neuen Frau im Vordergrund gestanden haben: stark, gesund, aktiv. Für Elizabeth Blackwell, die sich als erste Medizinstudentin noch nicht an Vorbildern orientieren konnte, war es die Überzeugung, dass sich Frauen, besonders in den intimen Bereichen, lieber von einer Frau als von einem Mann untersuchen liessen. Dies war auch für viele ihrer Nachfolgerinnen ein wichtiges Motiv. Bedeutsam waren sodann Vorbilder. Elizabeth Blackwell wurde als erste Ärztin für viele selbst zum Vorbild durch ihre Motivation, die Verwirklichung ihrer Ziele und ihre bemerkenswerte Laufbahn. Bezugspersonen konnten in jungen Jahren medizinische Vorbilder werden, so für Tiburtius ihr Bruder Karl und die Frauen Hirschfeld und Lehmus, für Vögtlin war es Erismann, für Dimock Zakrzewska. Unpersönliche motivierende Elemente waren für Suslowa das Leiden am desolaten Zustand der Gesellschaft und der Volksgesundheit, für

Putnam wiederum bildete das Interesse an der Naturwissenschaft die primäre Motivation.

Untrennbar verknüpft mit der Frage der Motivation und ein lebenslanges Problem war für alle der Umgang mit der Opposition, mit den Widerständen und der Gefahr der Marginalisierung. Die Pionierinnen erlebten diese Elemente meist schon während der Berufswahl, da sie sich bewusst in Opposition zu den gängigen gesellschaftlichen Vorstellungen begaben. Sowohl das Studium als auch das ganze Berufsleben bildeten in der Regel einen Schauplatz des Kampfes gegen die Opposition in ihren vielfältigen Formen von der Strategie bis hinab zu Witzen, Beleidigungen, Belästigungen. Entscheidend für das Individuum war allerdings die Art der erlebten Opposition einerseits und der Art des Umgangs damit andererseits.

Nur selten erwähnt wird die finanzielle Frage. Die Kosten für privaten und universitären Unterricht waren sehr hoch, besonders da, wo an nicht-koedukativen Universitäten wenige Frauen separat unterrichtet werden mussten. Viele der Pionierinnen darbten während des Studiums oder verschuldeten sich, und mussten dann während der frühen, noch wenig lukrativen Berufstätigkeit die Schulden abbezahlen. Von Elizabeth Blackwell und Zakrzewska ist bekannt, dass sie die Studien von Zakrzewska bzw. Dimock vorfinanzierten. Noch aber fehlen viele Daten, die ein allgemeines Bild der finanziellen und ökonomischen Situation bei den Pionierinnen erlauben würde.

Die Wahl des Studienortes respektive der Medizinschule, die gewillt war, Frauen aufzunehmen, war für viele Studienwillige ein grosses Problem. Elizabeth Blackwell, wie auch andere Amerikanerinnen, richtete fast ein Dutzend Anfragen an Medizinschulen und erhielt ebenso viele Absagen, ehe sich die Schule von Geneva, NY, zu ihrer Aufnahme bereit erklärte. Einige Jahre später fand ihre Schwester Emily das Geneva College bereits wieder verschlossen, kam dann in der Rush Medical School in Chicago unter, welche sich unter dem Druck ihrer Professoren und Studenten nach einem Jahr wieder verschloss und weiteres Suchen erforderlich machte. Putnam gelang der Weg in Amerika schon in jungen Jahren, doch focht sie in Paris einen langen Kampf bis zur Öffnung der Sorbonne. Die Engländerinnen Garrett und Jex-Blake erduldeten auf ihrem Weg zur Ärztin unsägliche Mühsahl und Erniedrigung, schufen jedoch später die ersten britischen Medizinschulen für Frauen. Suslowa wiederum öffnete den Frauen die Universität Zürich, sodass für Tiburtius, Vögtlin und Dimock die Wahl auf diese Universität fiel. Jex-Blake und Dimock wurden von der Harvard University abgewiesen, die sich noch auf Jahrzehnte als „resistent" erweisen sollte. Die erduldeten Schwierigkeiten weisen auch auf das Problem der unterschiedlichen Ausbildungsqualitäten der Medizinschulen und erklären die Migration von Studentinnen.

Vier der zehn untersuchten Pionierinnen hatten Studienabschlüsse schon vor dem medizinischen Doktorat. Tiburtius war diplomierte Lehrerin, Zakrzewska diplomierte Hebamme. Für Garrett kam in England nur der Weg über einen Abschluss an der Apothecaries' Hall in Frage; für einen qualitativ hochstehenden Abschluss erwarb sie ein Doktorat der Sorbonne. Putnam hatte in Amerika in rascher Folge ein Diplom als Apothekerin und ein medizinisches Doktorat am Female Medical College of Pennsylvania erworben. Da die Ausbildungsqualität dieser letzteren Schule umstritten war, ging sie zur Weiterbildung nach Paris, wo sie ein zweites medizinisches Doktorat erwarb. Diese vorgängigen Abschlüsse sind ein wichtiger Hinweis auf die Schwierigkeiten eines regulären Medizinstudiums für Frauen in der Frühzeit, jedoch auch wiederum auf die qualitativen Unterschiede der Ausbildung in verschiedenen Medizinschulen.

Es mag erstaunen, dass die meisten Pionierinnen nach abgeschlossenem Studium eine Weiterbildung von oft mehreren Jahren anschlossen, obschon es damals möglich gewesen wäre, sofort eine Privatpraxis zu führen. Einige absolvierten diese Weiterbildung an einem Krankenhaus ihrer Heimatstadt. Dass dies oft mit Privatpraxis verbunden war, dürfte wohl finanzielle Gründe gehabt haben. Die Mehrheit der zehn untersuchten Pionierinnen absolvierte ihre Weiterbildung an für ihre medizinischen Institutionen berühmten ausländischen Orten (Tabelle 7). Erstaunlich ist dabei die hohe Mobilität dieser Pionierinnen zu einer Zeit, als das Reisen noch erheblich beschwerlicher war als heute. Bevorzugte Orte der Weiterbildung waren Paris, London, Edinburgh und Dresden. In letzterer Stadt war der Magnet Franz von Winckel, einer der wenigen klinischen Professoren Deutschlands, die zu jener Zeit bereit waren, Frauen auszubilden.

Tabelle 7. Stationen der Weiterbildung nach Studienabschluss.

Blackwell, Elizabeth	Paris, London
Blackwell, Emily	Edinburgh, Paris, Berlin, Dresden
Suslowa	Graz, London
Tiburtius	Dresden
Vögtlin	Leipzig, Dresden
Dimock	Wien, München, Paris, London

Der Wunsch nach guten Studienabschlüssen und Weiterbildung weist auf hohe Ansprüche der Pionierinnen an medizinische Qualität. Bis etwa 1850 war Medizin eine Sache von Männern; gegen sie hatten sich die ersten Frauen durchzusetzen, und sie konnten dies nur durch hohe Qualität ihrer Arbeit tun. Die Schwestern Blackwell, Zakrzewska, Putnam und Garrett führten einen lebenslangen Kampf um die Aufrechterhaltung eines hohen medizinischen Niveaus der Ärztinnen, erst gegen Männer, später mit ihrer Unterstützung. Hilfe wurde vor allem bei Frauen gesucht, bis hin zu Frauenrechtsbewegungen. Und doch schreckten gerade die frühesten Pionierinnen oft vor den letzteren zurück, da diese in der Bevölkerung noch ein schlechtes Image hatten und an den guten Absichten und der Qualität der „Frauenmedizin" zweifeln liessen. In einer späteren Phase mit bereits vielen Ärztinnen war die Beunruhigung der Pionierinnen über ein mangelndes Qualitätsbewusstsein der jungen Kolleginnen spürbar.

Das Berufsleben der Pionierinnen vollzog sich meist in einer Kombination von Privatpraxis und Krankenhausdienst. Ungefähr die Hälfte der untersuchten zehn Pionierinnen gründete selbst ein Krankenhaus. Sie taten dies im Blick auf Frauen als Ärztinnen, Pflegerinnen, und Patientinnen, auch als Stätten der Weiterbildung; mit der Direktion eines Krankenhauses stiegen diese Pionierinnen in Führungspositionen auf, Positionen, die vordem nur Männer innehatten. Die Gefahr einer Kopie männlichen Verhaltens oder gar einer Vermännlichung bestand daher durchaus, doch Frauen in solchen Positionen zeigten oft einen bewussten Willen, feminin zu bleiben.

Frauen wie Elizabeth Blackwell, Zakrzewska, Garrett und Jex-Blake gründeten nicht nur Krankenhäuser, sondern auch Medizinschulen für Frauen. Die ersten solchen Schulen wurden in den USA der 1850er Jahre von Idealisten gegründet und geleitet. Die Idee war alles andere als populär; Mittel und erstklassige Lehrkräfte liessen sich kaum mobilisieren, und die Qualität der Ausbildung litt darunter. Weshalb also die Gründung weiterer Frauenschulen? Das Bedürfnis für Ausbildungsstätten für eine zunehmende Anzahl Frauen war gross und die Aussichten für hohe Qualität von Ausbildung und Führung schienen besser, wenn diese in den Händen von Frauen lag. Diese Idee war zu ihrer Zeit durchaus richtig. Gegen Ende des Jahrhunderts wurden jedoch die Frauenschulen überflüssig und hatte sich die koedukative Ausbildung an Universitäten endlich durchgesetzt.

Ungefähr die Hälfte der hier betrachteten Pionierinnen war unverheiratet. Ob dies aus freiem Entschluss oder infolge äusserer Ereignisse geschah, lässt sich meist nicht rekonstruieren. Angesprochen wird immerhin die Doppelbelastung von Karriere und Familie, jedoch auch der Wunsch nach Mutterschaft und Kindern bei Unverheirateten. Anzunehmen ist auch, dass gerade die frühesten Pionierinnen sich ganz ihrem neuen Beruf und wohl auch einer Sendung verschrieben haben. Einzelne dieser unverheirateten Pionierinnen führten einen grossen Haushalt mit Geselligkeit oder lebten mit einer Freundin. Solche Beziehungen wurden nicht wie heute mit dem „Verdacht lesbisch" belegt, sondern als romantische Freundschaften bezeichnet.

Dass die hier betrachteten Pionierinnen nicht in Isolation lebten, sondern dass in der Literatur belegte kollegiale Kontakte und mannigfache Beziehungen unter ihnen bestanden, zeigt Figur 2. Besonders intensiv waren diese Beziehungen in der angelsächsischen Welt, sogar so, als ob der Atlantik keine Barriere dargestellt hätte.

Einige der jüngeren Pionierinnen haben jahrelang mit den Blackwells und mit Zakrzewska zusammengearbeitet.

Dass Feminismus eine Rolle bei den ersten Ärztinnen gespielt hat, geht aus deren Biographien sowie aus der Betrachtung ihrer Zeit mit Klarheit hervor. Allerdings wurde der Begriff „Feminismus" erst im späten 19. Jahrhundert geprägt und ist erst im folgenden Jahrhundert gebräuchlich geworden. Was wir heute als den frühen Feminismus

Figur 2. Persönliche Beziehungen zwischen zehn Pionierinnen des Frauenstudiums resp. Ärztinnen 1850–1900.

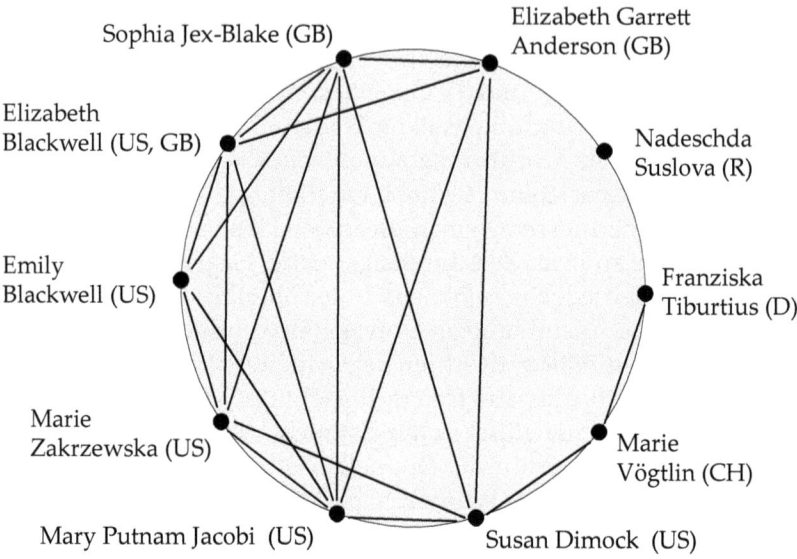

(Phase I, 19. Jahrhundert) bezeichnen, lief zu seiner Zeit unter Bezeichnungen wie „die Frauenfrage" oder ähnlichen Begriffen. Dieser frühe Feminismus war eine Befreiungsbewegung, welche die Frau aus ihrer rigid gewordenen „Sphäre der Frau" herauszuführen gedachte. Zielgruppe waren die unfreien und unmündigen Frauen, die als Besitz ihrer Väter und Gatten auf Heim und Kinder und allenfalls auf zwei oder drei „weibliche" Berufe limitiert waren. Ihnen wurde ein neues Frauenbild vorgehalten mit dem Recht auf Selbstbestimmung, zivile Autonomie, Bildung, sowie Teilnahme am politischen Leben. Diese Botschaft wurde in Schriften und Reden verbreitet und erfasste im Verlauf des Jahrhunderts immer weitere Kreise.

Allerdings ist der in den Biographien unserer Ärztinnen auszumachende Feminismus von zwei unterschiedliche Arten, worauf schon Drachman oder Forster hingewiesen haben.[246] Nach diesen

---

246 Drachman 1976, 214 f., Forster 1984, 52–90.

Kasten 13. Elizabeth Garretts feministisches Netzwerk.

Russel Gurney 1804–1878 Parlamentarier. Gesetze für Ärzte und zur Besserstellung der Frauen
John Stuart Mill 1806–1873 Autor, Parlamentarier
George Eliot 1819–1880 Schriftstellerin (Mary Ann Evans)
Florence Nightingale 1820–1910 Sozialreformerin, moderne Krankenpflege
Frances Power Cobbe 1822–1904 Feministische Aktivistin
Thomas H. Huxley 1825–1895 Arzt, Biologe
Barbara Bodichon 1827–1891 Aktivistin für Frauenbildung. Langham Place. English Women's Journal
Emily Davies 1830–1921 Frauenrechtsbewegung. Bildung
Henry Fawcett 1833–1884 Parlamentarier. Frauenrechte
Sophia Jex-Blake 1840–1912 Medizinerin. Frauenrechte
Millicent Fawcett-Garrett 1847–1929 Frauenrechtsbewegung
Katharine Russell (Amberley) 1844–1874) Stimmrecht, Geburtenkontrolle

Autorinnen hat Feminismus einerseits die medizinische Ideologie der Pionierinnen geformt und ihnen die Argumente und Rhetorik geliefert, andererseits waren alle damaligen Ärztinnen Teil der Frauenbewegung dadurch, dass sie Medizinerinnen geworden waren. Es gab also eine erste Gruppe von Frauen, deren Motivation zum Medizinstudium durch feministische Anschauungen bestimmt war und die auch im Berufsleben aktive Feministinnen waren. Zu ihnen gehören etwa Zakrzewska, Garrett, Jex-Blake und Putnam. Das Beispiel von Garrett als lebenslänglich aktive Feministin wird besser verstanden, wenn man die zahlreichen bekannten Feministinnen betrachtet, mit denen sie in Kontakt stand und welche zusammen ein sich gegenseitig befruchtendes Netzwerk bildeten (Kasten 13).

Andererseits gab es Ärztinnen, welche scheinbar unberührt vom Feminismus ihren Weg gingen und sich ganz der Medizin widmeten. Diese waren jedoch in ihrer Zeit Frauen, die im Gegensatz zu den Werten und Erwartungen ihrer Gesellschaft standen, Neuland betraten und Feministinnen wurden dadurch, dass sie Ärztinnen wurden und waren, denn sie stellten so auch lebendige Vorbilder dar für die militanten Feministinnen. Dies gilt insbesondere für die erste

Kasten 14. Elizabeth Garretts Beziehungen zu feministischen Organisationen.

Franchise Society
Kensington Society
Langham Place Office
National Association of the Promotion of Social Sciences
National Union of Women's Suffrage Societies
Women's Social and Political Union
Women's Suffrage Committee

Generation von Ärztinnen, für diejenigen also, die den Durchbruch schufen und noch kaum Vorbilder hatten. Elizabeth Blackwell etwa wurde gleich wie ihre Brüder erzogen und geschult, wurde Ärztin, fühlte sich Männern nie unterlegen und kann als Feministin gelten, ohne davon geredet zu haben und obwohl sie zur Frauenrechtsbewegung auf Distanz ging. Weitere Pionierinnen haben sich ähnlich verhalten, etwa Emily Blackwell, Tiburtius, Vögtlin und Dimock. Diese zweite Art von Feminismus ist typisch für die erste Generation der Ärztinnen. Im späteren 19. Jahrhundert, als der Beruf der Ärztin etabliert und eine Selbstverständlichkeit geworden war, verlor Feminismus als Rechtfertigung oder hilfreiche Krücke für den Beruf etwas an Bedeutung.

Die grobe Einteilung in die zwei Gruppen eines aktiven und passiven Feminismus darf jedoch nicht über seine grosse Bandbreite hinwegtäuschen; sie reichte von der Emanzipation und dem Ergreifen von neuen Berufen bis hin zur leidenschaftlichen Unterstützung von Frauenrechtsbewegungen. Viele Pionierinnen bauten, ähnlich wie Garrett, hilfreiche Netzwerke von Frauen auf. Ebenso sind Wechselwirkungen mit Frauenrechtsorganisationen festzustellen, welche vom Einsatz von Ärztinnen profitierten und ihrerseits diese materiell unterstützten. Dies ist wiederum am Beispiel von Garrett zu illustrieren (Kasten 14). In England hatten einzelne Pionierinnen Beziehungen zu Politikern, die ihrerseits sich für ihre Anliegen einsetzten, z. B. durch Vorstösse im Parlament. Dass Putnam ein ganzes Buch über das Stimmrecht geschrieben hat, ist nicht nur an sich verwunderlich, sondern vor allem hinsichtlich der Tatsache, dass zu jener Zeit die Forderung nach dem Stimmrecht der Frauen das Äusserste an Feminismus bildete.[247]

Ganz allgemein ist doch festzuhalten, dass der Feminismus des 19. Jahrhunderts für den Eintritt und die Fortschritte der Frauen in der Medizin von entscheidender Bedeutung war. Die Frauenrechtsbewegungen wiesen mit Stolz auf die Ärztinnen. Der Feminismus verlieh den Frauen die moralische und psychologische Unterstützung, die es ihnen erlaubte, sich in einer Kultur erfolgreich zu behaupten, die weiblicher Unabhängigkeit feindselig gegenüber stand.

247 Putnam Jacobi 1894

Summary

The entry of women into medicine was an historic process which took place between 1850 and 1900. It was clearly connected with the rise of early feminism. In contrast to the local and national histories of the entry of women into medicine, a comparative study of the main sites of action reveals surprising aspects: US, UK, Russia, Switzerland, France, and Germany.

1. Women's Entry into Medicine

The process started in 1850 in the United States with the opening of the first medical school for women in Philadelphia. Similar schools were subsequently founded in the US which produced an increasing number of female physicians. These had to fight against the deeply rooted tradition of a „female sphere" and a set of female behavior rules, yet were inspired by the ideas of the Enlightenment, by the economic and social changes of the industrial revolution, and by the rising early feminism.

In tsarist Russia regular medical studies for women started as late as the 1890s, however, temporary experiments were performed from the 1860s on, but were repeatedly broken off by the reactionary government. This resulted in a great number of female Russian students who sought to enter medical schools in the West, mainly in Switzerland. The first one to accept them was the University of Zurich in 1867, soon followed by Paris, Bern, and Geneva. These universities became the first places for women to study medicine in Europe. The Swiss universities accepted them even on equal terms with men and with co-education.

In Britain the first medical school for women was opened in 1874, and this after years of trial, fighting, and scandal. Like in the US the development was influenced by the same social factors and rising feminism. In both Anglo-Saxon countries these medical schools were preceded by the activities of a few strong medical women, and in both countries co-education was rejected.

Germany did not accept female students and did not license foreign-trained female physicians until the early 20th century. It had also a rather week feminist movement, and it became the country with the fiercest opposition and the most intense debate over women in medicine, thus a case for the study of the opponents' arguments that were used in all countries. By the end of the 19th century women in medicine had become commonplace.

The US, meantime, fell on second rank, because of a system of laissez-faire and considerable differences in the quality of medical schools, also with first-rate universities still resistant to accepting women. This and the late „opening" of many European countries resulted in a migration of female students: From Russia, Britain, and European countries, and even from the US to Switzerland and France. Only by 1970 did the US again keep up with Europe.

The facilities for medical studies for women were created by idealists in the US, by strong women in the UK, by local governments acting pragmatically in Switzerland, by the lucky constellation of a gynophile board of education in France, and by governmental command in autocratic Russia and Germany. In the 19th century medicine was the only academic profession women were eager to enter in great numbers. In all countries female students had the handicap of insufficient higher education due to the absence or scarcity of adequate girls' schools.

The entry of women into medicine in the 19th century is a shining example of an emancipation process, of gender history, of the history of mentalities and their transformation, a fascinating aspect of social history.

2. Phase I Feminism (19th century)

The entry of women into medicine, described in 1., should be seen on the background of 19th century feminism. The general development of early feminism and its crystallization into woman's rights organizations is a long-lasting process, again with marked differences between individual countries.

The earliest beginning of women's emancipation took place in the United States in the early 19th century. This is also reflected by institutions for higher education for women from the 1830s on. The movement became a national one with the Woman's Rights Convention of Seneca Falls, NY, in 1848. Early-on the feminists joined forces with the abolitionists. Thus, it came as a shock for the feminists when in 1865 the slaves, but not the women, were bestowed emancipation and suffrage. From then on universal suffrage became the main goal of the woman's rights movement.

A similar development took place in Britain. Important women and men elaborated feminist theory and activated the woman's rights movement. Like in the US they struggled against a strong patriarchal opposition which fought for conservatism and traditional privileges.

The situation in France was very different from that in the Anglo-Saxon countries. Much as the French Revolution provided basic texts of feminism and even a temporary political emancipation of women, yet patriarchal rule returned and was solidified under Napoleon and the Restauration, up to the Third Republic in 1871.

In a similar way the situation of women in Germany remained unchanged as a result of authoritarian governments and of people's propensity for tradition, order, and respect for the ruling class. These were poor prerequisites for woman's rights movements which indeed were weak and appeared late. Also the political and popular opposition was particularly strong, and petitions for women's rights were taken as jokes in the parliament.

In Russia in the decades after the abolition of serfdom in 1861 a climate of social reform including feminism spread. However, concrete attempts were regularly crushed after some time by the reactionary tsarist government. This climate was hostile to the organization of lasting woman's rights movements.

Switzerland, early in allowing women to study at its universities, did so as a result of laissez-faire and of its tradition of freedom and liberalism rather than of feminism which at that time was weak.

Woman's rights organizations were thriving in the US and UK, countries based on the ideas of the Enlightenment and with a maximum of freedom. In France the return of authoritarian governments after 1793 prevented such a development. In Germany and Russia feminism was suspected as revolutionary and had little chance of free development.

3. Pioneer Female Physicians and Feminism

Ten representative first-generation female physicians, born between 1821 and 1847, originating from the US, UK, Russia, Switzerland, and Germany, were selected in order to study the influence of feminism on their biographies: Elizabeth and Emily Blackwell, Marie Zakrzewska, Elizabeth Garrett, Sophia Jex-Blake, Mary Putnam, Nadeshda Suslowa, Franziska Tiburtius, Marie Vögtlin, and Susan Dimock.

All of these pioneers grew up in families of the middle classes and had about the best education available for girls at that time. In studying medicine some of them faced additional difficulties due to their parents' opposition. Most of the pioneers had been teachers or active in another job before their medical studies in order to save money or improve their education. Thus, they began medical school at an older age than their male colleagues.

Motivation was a crucial element at a time when female physicians were hardly visible, and the wish to become one was in total opposition to the female ideal of the time. An important motive was the conviction that a great many women preferred to be treated by female doctors. Role models were important, e. g., Elizabeth Blackwell as the first female physician, for her own motivation, as well as for the goals she had reached and for her astounding career. Individual persons in the pioneers' surrounding, usually male physicians, often served as role models. Intimately connected with motivation was the pioneers' coping with opposition, both at medical school and in the practice of medicine. Their choice was in opposition to the societies general expectations of a woman, and there is a wide variety of individual strategies used to live with the difficulties imposed by male colleagues and society.

Female medical students often starved and suffered under a burden of debt. Their expenses were considerable where they needed separate teaching in the absence of co-education. Successful female physicians or woman's rights organizations occasionally paid for the medical studies of younger candidates.

The choice of a medical school that accepted women was a problem even in the US where woman's medical schools existed, yet were of limited reputation, and where most university medical schools still refused women or co-education up to the 1870s. Women in Europe, but also in the US and UK chose Switzerland and Paris with their first universities offering a regular study of medicine for women. The result of these intra- and international difference of chances was a migration of female medical students.

Some early female physicians had degrees prior to their MDs: They were registered teachers, midwives, or pharmacists. These early degrees point to the particular difficulties experienced by women on their way to obtain a high-quality medical training, but also to the problem of the qualitative differences between medical schools.

Many of the ten scrutinized pioneers went to famous medical institutions after their MD degree in search of additional training. Thus, physicians from the US, Russia, Switzerland, and Germany trained in places like Paris, London, Edinburgh or Dresden. The wish to practise medicine at a high level of quality is general with the early pioneers. Medicine, after all, had been a male business, and the women had to keep up with them, first in competition, later in cooperation. They were supported by other women or the woman's rights movement, however, the latter may also have been shunned, because its reputation in the society was dubious and may have put in doubt the quality of „female medicine".

The professional lives of most pioneers was a mixture of private practice and hospital work. Half of the ten physicians even founded a hospital. This happened in view of women as physicians, nurses, or patients, also as places for additional training, for professional experience, for being cared by women. Some pioneers in the US and UK even founded medical schools for women.

Many of the ten pioneers considered had occasional contacts among themselves or even closely knit relationships. This was the case particularly in the Anglo-Saxon countries, even across the Atlantic.

For about one half of the early female physicians feminism was not only a strong motivating force for the entrance into medicine, but several of these women remained active feminists during their professional life. The other half remained apparently inert toward feminism, however, at that time they were helpful for feminism just by being physicians, i. e. by stepping out of the traditional female role. Also, feminism had a broad spectrum all the way from emancipation and entering new fields of work to active support of the woman's rights movement. Many of the pioneers were supported by networks of women or practised interaction with woman's rights organizations. Many also supported universal suffrage, which became the supreme goal of these organizations.

Literatur

Abram, Ruth J., ed.: "Send us a Lady Physician". Women Doctors in America 1835–1920. New York/London 1980.

Adirim, Genia: Das medizinische Frauenstudium in Russland. Diss. Berlin 1984.

Albisetti, James C.: Mädchen- und Frauenbildung im 19. Jahrhundert. Princeton U. Press 1988.

Anonymus: Memoir of Susan Dimock. Boston 1875. (siehe Cheney).

Bachmann, Barbara/Bradenahl, Elke: Medizinstudium von Frauen in Bern 1871–1914. Diss. Bern 1990.

Bachofen, Johann Jakob: Das Mutterrecht. Eine Untersuchung über die Gynaikokratie der alten Welt nach ihrer religiösen und rechtlichen Natur. 1861/1975 Frankfurt/M.

Baker, Rachel: The First Woman Doctor. The Story of Elizabeth Blackwell M. D. London 1946.

Bankowski-Züllig, Monika: Zürich – das russische Mekka. In: „Ebenso neu als kühn: 120 Jahre Frauenstudium an der Universität Zürich". Verein feministische Wissenschaft Schweiz 1988.

Bauer, Carol/Ritt, Lawrence, eds.: Free and Ennobled. Source Readings in the Development of Victorian Feminism. Oxford etc. 1979.

Bäumer, Gertrud: Die Geschichte der Frauenbewegung in Deutschland. In: Lange, Helene/ Bäumer, Gertrud, eds.: „Handbuch der Frauenbewegung. 1. Teil: Die Geschichte der Frauenbewegung in den Kulturländern". Berlin 1901. Bd. 1, 1–166.

Bäumer, Gertrud: Die Geschichte der englischen Frauenbewegung. In: Lange, Helene/Bäumer, Gertrud, eds.: „Handbuch der Frauenbewegung. 1. Teil: Die Geschichte der Frauenbewegung in den Kulturländern". Berlin 1901. Bd. 1, 225–288.

Beauvoir, Simone de: Le deuxième Sexe. Paris 1949.

Bell, Moberly E.: Storming the Citadel. The Rise of the Woman Doctor. London 1953.

Berti Logan, Gabriella: *Women and the Practice and Teaching of Medicine in Bologna in the 18th and Early 19th Centuries.* Bull. Hist. Med. 77, 506–535, 2003.

Bessmertny, M.: *Die Geschichte der Frauenbewegung in Russland.* In: Lange/Bäumer, eds.: „Handbuch der Frauenbewegung. 1. Teil: Die Geschichte der Frauenbewegung in den Kulturländern". Berlin 1901. Bd. 1, 338–349.

Bickel, Marcel H.: *„Über den physiologischen Schwachsinn des Weibes". Möbius' provokatives Buch von 1900.* Schw. Ärztezeitung 82, 1922–1923, 2001.

Bischoff, Theodor von: *Das Studium und die Ausübung der Medicin durch Frauen.* München 1872.

Bittel, Carla Jean: *The Science of Woman's Rights. The Medical and Political Worlds of Mary Putnam Jacobi.* Ann Arbor 2003.

Bittel, Carla: *Mary Putnam Jacobi and the Nineteenth Century Politics of Women's Health Research.* In: More, Ellen S./Fee, Elizabeth/Parry, Manon: „Women Physicians and the Cultures of Medicine". Baltimore 2009.

Blackwell, Elizabeth: *Laws of Life, with Special Reference to the Physical Education of Girls.* New York 1852.

Blackwell, Elizabeth: *Address on the Medical Education of Women.* New York 1856.

Blackwell, Elizabeth: *Counsel to Parents on the Moral Education of their Children in Relation to Sex.* London 1871.

Blackwell, Elizabeth: *The Human Element in Sex: Being a Medical Inquiry into the Relation of Sexual Physiology to Christian Morality.* London 1884.

Blackwell, Elizabeth: *Pioneer Work in Opening the Medical Profession to Women. Autobiographical Sketches.* London/New York 1895.

Blackwell, Elizabeth: *Scientific Method in Biology.* London 1898.

Blackwell, Elizabeth: *Essays in Medical Sociology.* New York 1899.

Blackwell, Elizabeth/Blackwell, Emily: *Medicine as a Profession for Women.* New York 1860.

Blake, Catriona: *The Charge of the Parasol. Women's Entry to the Medical Profession.* London 1990.

Blake, John B.: *Women and Medicine in Ante-Bellum America.* Bull. Hist. Med. 39, 99–123, 1965.

Bleker, Johanna: *Das Ende des männlichen Berufsmonopols in Deutschland. Die ersten „legitimen weiblichen Ärzte" werden approbiert.* In: Heinz Schott, ed.: „Meilensteine der Medizin". Dortmund 1996. 396–402.

Bleker, Johanna: *„Deutsche Wissenschaft ist Männerwerk". Der Einzug der Frauen in die Gelehrtenrepublik, eine Zeitenwende?* In J. Bleker: „Der Eintritt der Frauen in die Gelehrtenrepublik". Husum 1998, 17–30.

Bochnik, Peter A.: *Die mächtigen Diener. Die Medizin und die Entwicklung von Frauenfeindlichkeit und Antisemitismus in der europäischen Geschichte.* Reinbek 1985.

Boehm, Laetitia: *Von den Anfängen des akademischen Frauenstudiums in Deutschland.* In: J. Spörl, ed., Historisches Jahrbuch 77, 298–327, 1958.

Böhmert, Victor: *Das Studieren der Frauen mit besonderer Rücksicht auf das Studium der Medicin.* Leipzig 1872.

Bonner, Thomas N.: *American Doctors and German Universities: A Chapter in International Intellectual Relations 1870–1914.* Lincoln, NB, 1963.

Bonner, Thomas N.: *Medical Women Abroad: A New Dimension of Women's Push for Opportunity in Medicine, 1850–1914.* Bull. Hist. Med. 62, 58–73, 1988a.

Bonner, Thomas N.: *Pioneering in Women's Medical Education in the Swiss Universities 1864- 1914.* Swiss J. Hist. Med. (Gesnerus) 45, 461–473, 1988b.

Bonner, Thomas N.: *Rendezvous in Zurich: Seven who made a Revolution in Women's Medical Education, 1864–1874.* J. Hist. Med. Allied Sci. 44, 7–27, 1989.

Bonner, Thomas N.: *To the Ends of the Earth: Women's Search for Education in Medicine.* Cambridge, MA, 1992.

Braun, Lily: *Die Frauenfrage. Ihre geschichtliche Entwicklung und ihre wirtschaftliche Seite.* Berlin/Bonn 1901.

Brinkschulte, Eva, ed.: *Weibliche Ärzte. Die Durchsetzung des Berufsbildes in Deutschland.* Berlin 1993.

Buchheim, Liselotte: *Mitglieder der Leipziger Medizinischen Fakultät über medizinisch- pädagogische Fragen des ausgehenden 19. Jahrhunderts.* Wiss. Zsch. Karl-Marx-Univ. Leipzig. Math.-natw. Reihe 5 (1955/56), 39–42.

Buddeberg-Fischer, Barbara: *Karriereentwicklungen von Frauen und Männern in der Medizin.* Schweizerische Ärztezeitung 82, 1838–1839, 2001.

Bullough, Vern/Voght, Martha: *Women, Menstruation, and Nineteenth Century Medicine.* Bull. Hist. Med. 47, 66–82, 1973.
Burchard, Anna: *Die Durchsetzung des medizinischen Frauenstudiums in Deutschland.* In: Brinkschulte „Weibliche Ärzte", 1995, 10–23.
Burstyn, Joan N.: *Victorian Education and the Ideal of Womanhood.* London/Totowa, NJ, 1980.
Burton, June K.: *Napoleon and the Woman Question.* Lubbock, TX, 2007.
Chaff, Sandra L. et al., eds.: *Women in Medicine. A Bibliography of the Literature on Women Physicians.* Metuchen/London 1977.
Cheney, Edna, ed.: *Memoir of Susan Dimock.* Boston 1875.
Chesney, A. M.: *The Johns Hopkins Hospital and the Johns Hopkins University School of Medicine. A Chronicle.* Johns Hopkins University Press, Baltimore 1943.
Chung, King-Thom: *Women Pioneers of Medical Research. Biographies of 25 Outstanding Scientists.* Jefferson, NC/London 2010.
Clark, Robert A./Elkinton, J. Russell: *The Quaker Heritage in Medicine.* Pacific Grove 1978.
Clarke, Edward H.: *Sex in Education; or, A Fair Chance for the Girls.* Boston 1873.
Costas, Ilse: *Der Kampf um das Frauenstudium im internationalen Vergleich. Begünstigende und hemmende Faktoren für die Emanzipation der Frauen aus ihrer intellektuellen Unmündigkeit in unterschiedlichen bürgerlichen Gesellschaften.* In: A. Schlüter, ed. „Pionierinnen, Feministinnen, Karrierefrauen? Zur Geschichte des Frauenstudiums in Deutschland." Pfaffenweiler 1992, 115–144.
Cott, Nancy F: *The Grounding of Modern Feminism.* New Haven/London 1987.
Davies, Emily: *The Higher Education of Women.* London/New York 1866.
De Goncourt, Edmond et Jules: *La femme au XVIIIe siècle.* Paris 1862.
Dimock, Susan: *Über die verschiedenen Formen des Puerperalfiebers.* Diss., Zürich 1871.
D' Orazio, Ugo: *Mulieres Salernitanae und „heilbeflissene Frauen". Medizinstudium von Frauen und Medizingeschichte um die Jahrhundertwende.* In: J. Bleker, ed.: „Der Eintritt der Frauen in die Gelehrtenrepublik". Husum 1998, 151–172.
Drachman, Virginia G.: *Women Doctors and the Women's Medical Movement: Feminism and Medicine 1850–1895.* Ann Arbor 1976.

Drachman, Virginia G: *Hospital with a Heart*. Ithaca, NY/London 1984.
Dubois, Ellen Carol: *Feminism and Suffrage: The Emergence of an Independent Women Movement in America 1848–1869*. Ithaca/London 1978.
Ehrenreich, Barbara/English, Deirdre: *For her own Good. 150 Years of the Experts' Advice to Women*. London 1973.
Elliot, Hugh S. R., ed.: The *Letters of John Stuart Mill*. London 1910.
Fancourt, Mary St. J.: *They Dared to be Doctors. Elizabeth Blackwell, Elizabeth Garrett Anderson*. Cattedown/Plymouth 1965.
Fawcett-Garrett, Millicent: *Political Economy for Beginners*. London 1870. https://archive.org/details/fawcetteconomics00fawcrich
Fee, Elizabeth: *Nineteenth Century Craniology: The Study of the Female Skull*. Bull. Hist. Med. 53, 415–433, 1979.
Figner, Vera: *Nacht über Russland*. Berlin 1928.
Fischer-Homberger, Esther: *Krankheit Frau und andere Arbeiten zur Medizingeschichte der Frau*. Bern etc, 1979.
Fischer-Homberger, Esther: *Schattenwürfe des Geschlechtsunterschieds. Zur Abwehrfunktion des Konzeptes vom „anderen Geschlecht"*. In: Mixa, Elisabeth et al. „Körper – Geschlecht – Geschichte. Historische und aktuelle Debatten in der Medizin." Innsbruck/Wien 1996, 13–32.
Fischer-Homberger, Esther: *Die Neurasthenie im Wettlauf des zivilisatorischen Fortschritts*. In: M. Bergengruen, K.Mülle-Wille, C. Pross, eds.: Neurasthenie. Freiburg/B. 2010, 23–69.
Flexner, Abraham: *Medical Education in the United States and Canada. A Report to the Carnegie Foundation for the Advancement of Teaching*. New York 1910.
Flexner, Eleanor: *Century of Struggle. The Woman's Rights Movement in the United States*. Cambridge, MA, 1959.
Flügge, Sibylla: *„Gründliche Untersuchung der Ursachen, die das weibliche Geschlecht vom Studieren abhalten"*. In: Sonia Horn/Ingrid Arias, eds. „Wiener Gespräche zur Sozialgeschichte der Medizin", Bd. 3, Medizinerinnen. Wien 2003, 11–22.
Fontagnes. Haryett: *Les femmes docteurs en médecine dans tous les pays. Étude historique, statistique, documentaire et anecdotique sur l'art de la médecine exercé par la femme*. Paris 1901.
Forster, Margaret: *Significant Sisters. The Grassroots of Active Feminism 1839–1939*. New York 1984.

Fraiken Neff, Wanda: *Victorian Working Women. An Historical and Literary Study of Women in British Industries and Professions.* New York 1929.
Fuller, Margaret: *Woman in the Nineteenth Century. And Kindred Papers Relating to the Sphere, Condition and Duties, of Women.* Boston/Cleveland/New York 1855.
Garrett Anderson, Elizabeth: *Sur la migraine.* Diss., Paris 1870.
Garrett Anderson, Louisa: *Elizabeth Garrett Anderson, 1836–1917.* London 1939.
Gerhard, Ute: *Verhältnisse und Verhinderungen. Frauenarbeit, Familie und Rechte der Frauen im 19. Jahrhundert. (Mit Dokumenten).* Frankfurt/M 1978.
Geyer-Kordesch, Johanna/Ferguson, Rona: *Blue Stockings, Black Gowns, White Coats. A Brief History of Women Entering Higher Education and the Medical Profession in Scotland.* Glasgow ca. 1995.
Goldmann, Emma: *Woman Suffrage.* New York 1917.
Grimké, Sarah: *Letters on the Equality of the Sexes.* 1837/Neudruck, New Haven, 1988.
Guttmann, Barbara: *„Diese Frauenbewegung ist allmählich ein Skandal ..." – Eine Auseinandersetzung zwischen Marianne Weber und Arnold Runge;* in: Ariadne – Almanach des Archivs der deutschen Frauenbewegung, 1989, Heft 13.
Hausen, Karin/Nowotny, Helga, eds.: *Wie männlich ist die Wissenschaft?* Frankfurt 1986.
Hays, Elinor Rice: *Those Extraordinary Blackwells. The Story of a Journey to a Better World.* New York 1967.
Heggie, Vanessa: *Women Doctors and Lady Nurses: Class, Education, and the Professional Victorian Woman.* Bull. Hist. Med. 89, 267–292, 2015.
Heim-Vögtlin, Marie: *Die Pflege des Kindes im ersten Lebensalter.* Luzern 1898.
Heim-Vögtlin, Marie: *Die Aufgabe der Mutter in der Erziehung der Jugend zur Sittlichkeit.* Zürich 1907.
Henius, L: *Über die Zulassung der Frauen zum Studium der Medizin.* Deut. med. Wschr. 21, 613–615, 1895.
Hippel, Theodor Gottlieb d. Ä.: *Über die bürgerliche Verbesserung der Weiber.* Berlin 1792.

Hofer, Hans-Georg: *Schwachstellen der männlichen Abwehrfront. Arztberuf und Medizinstudium im Spiegel der Neurasthenie-Debatte um 1900.* In: Sonia Horn/Ingrid Arias, eds. „Wiener Gespräche zur Sozialgeschichte der Medizin", Bd. 3 Medizinerinnen. Wien 2003, 45–56.

Hollmann, Raymond: *Die Stellungnahme der Ärzte im Streit um das Medizinstudium der Frau bis zum Beginn des 20. Jahrhunderts.* Diss., Münster 1976.

Hurd-Mead, Kate: *A History of Women in Medicine. From the Earliest Times to the Beginning of the Nineteenth Century.* Haddam, CN 1938.

Im Hof, Ulrich et al.: *Hochschulgeschichte Berns (1528–1984).* Bern 1984. 495–517.

Jacob, A: *Das medizinische Frauenstudium in Amerika.* Deut. Med. Wschr. 22, 401–403, 1896.

Jex-Blake, Sophia: *Visit to Some American Schools and Colleges.* London 1867.

Jex-Blake, Sophie: *Medical Women. Two Essays.* Edinburgh 1872. 8 f.

Jex-Blake, Sophia: *The Practice of Medicine by Women.* Edinburgh 1876.

Jex-Blake, Sophia: *Puerperal Fever. An Enquiry into its Nature and Treatment* […]. Brighton 1877.

Jex-Blake, Sophia: *The Care of Infants; a Manual for Mothers and Nurses.* London 1884.

Jex-Blake, Sophia: *Medical Women: A Thesis and a History.* London 1886.

Joel, Constance: *Les filles d'Esculape. Les femmes à la conquête du pouvoir médical.* Paris 1988.

Johnson, Allen, ed.: *Dictionary of American Biography.* London/New York 1929.

Kaufman, Martin: *The Admission of Women to Nineteenth-Century American Medical Societies.* Bull. Med. Hist. 50, 251–260, 1976.

Kerber, Linda: *Women of the Republic. Intellect and Ideology in Revolutionary America.* New York/London 1980.

Kerber, Linda K./De Hart, Jane S.: *Women's America. Refocusing the Past.* New York/Oxford 2000.

Kirchhoff, Arthur, ed.: *Die akademische Frau: Gutachten hervorragender Universitätsprofessoren, Frauenlehrer und Schriftsteller über die Befähigung der Frau zum wissenschaftlichen Studium und Berufe.* Berlin 1897.

Lange, Helene/Bäumer, Gertrud, eds.: *Handbuch der Frauenbewegung. 1. Teil: Die Geschichte der Frauenbewegung in den Kulturländern.* Berlin 1901.
Lange, Lynda, ed.: *Feminist Interpretations of Jean-Jacques Rousseau.* University Park, PA, 2002.
Lange-Mehnert, Christa: *Marie Heim-Vögtlin und Franziska Tiburtius: Erste Ärztinnen im Zeitalter der naturwissenschaftlichen Medizin. Motive, Hintergründe und Folgen ihrer Berufswahl.* Diss., Münster 1989.
Leporin, Dorothea: *Gründliche Untersuchung der Ursachen, die das weibliche Geschlecht vom Studieren abhalten.* Berlin/Zürich 1742.
Lerner, Gerda: *The Creation of Feminine Consciousness. From the Middle Ages to 1870.* New York/Oxford 1993.
Lesky, Erna: *Die erste Generation österreichischer Ärztinnen.* Österreichische Ärztezeitung 30 (5), 1975.
Levin, Beatrice: *Women and Medicine. Pioneers Meeting the Challenge!* Lincoln, NB, 1988.
Lipinska, Mélanie: *Histoire des femmes médecins.* Thèse de doctorat en médecine, Paris 1900.
Lipinska, Melina: *Les femmes et le progrès des sciences médicales.* Paris 1930.
Lopate, Carol: *Women in Medicine.* Baltimore 1968.
Mack, Cécile: *Henriette Hirschfeld-Tiburtius (1834–1911). Das Leben der ersten selbständigen Zahnärztin Deutschlands.* Frankfurt/M. 1999.
Manton, Jo: *Elizabeth Garrett Anderson.* London 1965.
Marshall, Clara: *The Woman's Medical College of Pennsylvania. An Historical Outline.* Philadelphia 1897.
Martineau, Harriet: *Society in America.* (2 Bde) Paris 1837.
McDonald, Lynn, ed.: *Florence Nightingale on Women, Medicine, Midwifery and Prostitution.* Vol. 8 of Collected Works of Florence Nightingale. Waterloo, Ont. 2005.
Mesmer, Beatrix: *Ausgeklammert, eingeklammert. Frauen und Frauenorganisationen in der Schweiz im 19. Jahrhundert.* Basel 1988.
Mesmer, Beatrix: *Staatsbürgerinnen ohne Stimmrecht. Die Politik der schweizerischen Frauenverbände 1914–1971.* Zürich 2007.
Mill, John Stuart: *The Subjection of Women.* London 1861/1869.
Mill, John Stuart: *Autobiography.* London 1873.
Millett, Kate: *Sexual Politics.* New York 1969.

Möbius, Paul Julius: *Über den physiologischen Schwachsinn des Weibes.* Halle 1900.

Morantz, Regina Markel: *The „Connecting Link": The Case for the Woman Doctor in 19th century America.* In: J. W. Leavitt/R. L. Numbers: „Sickness and Health in America". Madison, WI, 1978, 117–128.

Morantz-Sanchez, Regina M.: In: „Dictionary of American Medical Biography". Westport, CN, 1984.

Morantz-Sanchez, Regina M.: *Sympathy and Science. Women Physicians in American Medicine.* New York/Oxford 1985.

More, Ellen S./Fee, Elizabeth/Parry, Manon, eds.: *Women Physicians and the Cultures of Medicine.* Baltimore 2009.

Müller, Verena E.: *Marie Heim-Vögtlin – die erte Schweizer Ärztin (1845– 1916).* Baden, CH, 2007.

Nave-Herz, Rosmarie: *Die Geschichte der Frauenbewegung in Deutschland.* Hannover 1981.

Norton, Caroline E. S.: *A Letter to the Queen. On Lord Chancellor Cranworth's Marriage and Divorce Bill.* London 1855.

Nye, Robert A.: *The Legacy of Masculine Codes of Honor and the Admission of Women to the Medical Profession in the 19th century.* In: More, Fee, Parry, eds.: „Women Physicians and the Cultures of Medicine. Baltimore 2009. 141–159.

Pagel, Julius: *Grundriss eines Systems der medizinischen Kulturgeschichte.* Berlin 1905.

Pappritz, Anna: *Die Geschichte der Frauenbewegung in Frankreich.* In: Lange, Helene/Bäumer, Gertrud, eds.: „Handbuch der Frauenbewegung. 1. Teil: Die Geschichte der Frauenbewegung in den Kulturländern". Berlin 1901. Bd. 1, 361–398.

Peitzman, Steven J.: *A New and Untried Course. Woman's Medical College and Medical College of Pennsylvania 1850–1998.* New Brunswick etc., 2000.

Peitzman, Steven J.: *Why Support a Women's Medical College? Philadelphia's Early Male Medical Pro-Feminists.* Bull. Hist. Med. 77, 576–599, 2003.

Pietrow-Ennker, Bianka: *Russlands „Neue Menschen". Die Entwicklung der Frauenbewegung von den Anfängen bis zur Oktoberrevolution.* Frankfurt/New York 1999.

Poirier, J./Nahon, R.: *L'accession des femmes à la carrière médicale (à la fin du XIXe siècle)*. In: J. et J. T. Poirier: «Médecine et Philosophie». Paris 1980. 23–46.
Pringle, Rosemary: *Sex and Medicine.Gender, Power and Authority in the Medical Profession*. Cambridge etc. 1998/2011.
Putnam, Mary: *De la graisse neutre et des acides gras*. Thèse pour le doctorat en médecine. Paris 1871.
Putnam, Mary: Medical Record 1875.
Putnam Jacobi, Mary: *The Question of Rest for Women during Menstruation*. New York 1876.
Putnam Jacobi, Mary: *The Value of Life*. 1879.
Putnam Jacobi, Mary: *Essays on Hysteria, Brain-Tumor, and some other Cases of Nervous Disease*. New York 1889.
Putnam Jacobi, Mary: *Physiological Notes on Primary Education and the Study of Language*. New York 1889.
Putnam Jacobi, Mary: *Women in Medicine*. 1891.
Putnam Jacobi, Mary: *Common Sense Applied to Woman Suffrage*. New York/London 1894.
Putnam Jacobi, Mary: *A Pathfinder in Medicine. With Selections from her Writings and a Complete Bibliography*. The Woman's Med. Ass., ed. New York 1925.
Putnam, Ruth, ed.: *Life and Letters of Mary Putnam Jacobi*. London 1925.
Reid, Marion: *A Plea for Woman: Being a Vindication of the Importance and Extent of her Natural Sphere of Action*. Edinburgh 1843.
Roberts, Shirley: *Sophia Jex-Blake: A Woman Pioneer in the 19th century Medical Reform*. London 2004.
Rogers, Naomi: *Feminists Fight the Culture of Exclusion in Medical Education 1970–1990*. In: More, Ellen S./Fee, Elizabeth/Parry, Manon: „Women Physicians and the Cultures of Medicine". Baltimore 2009. 205–241.
Rogger, Franziska/Bankowski, Monika: *Ganz Europa blickt auf uns! Das schweizerische Frauenstudium und seine russischen Pionierinnen*. Baden 2010.
Rohner, Hanny: *Die ersten 30 Jahre des medizinischen Frauenstudiums an der Universität Zürich 1867–1897*. Diss., Zürich 1972.
Ross, Ishbel: *Child of Destiny: The Life Story of the First Woman Doctor*. New York 1949.

Rousseau, Jean-Jacques: *Emile, ou de l'éducation*. Genève 1762.
Russett, Cynthia E.: *Sexual Science. The Victorian Construction of Womanhood*. Cambridge, MA 1989.
Sawyers, Janet: *Biological Politics. Feminist and Anti-Feminist Perspectves*. London/New York 1982.
Scheel, Hans von: *Frauenfrage und Frauenstudium: Rektoratsrede* (Bern 1873). In: B. Hildebrand/J. Conrad, eds.: „Jahrbücher für Nationalökonomie und Statistik", Bd. 22. Jena 1874.
Schirmacher, Käthe: *Die moderne Frauenbewegung. Ein geschichtlicher Überblick*. Leipzig 1905.
Schlüter, Anne: *Eine Universität nur für Frauen – oder Ist eine Hochschule der Frauen anachronistisch, utopisch oder eine realistische Alternative?* In: A. Schlüter, ed.: „Pionierinnen, Feministinnen, Karrierefrauen? Zur Geschichte des Frauenstudiums in Deutschland." Pfaffenweiler 1992, 325–346.
Schönfeld, Walther: *Frauen in der abendländischen Heilkunde. Vom klassischen Altertum bis zum Ausgang des 19. Jahrhunderts*. Stuttgart 1947.
Schücking, Beate A.: *Weisse Flecken in der Landschaft: Frauenforschung in der Medizin*. In: Mixa, Elisabeth et al. „Körper – Geschlecht – Geschichte. Historische und aktuelle Debatten in der Medizin." Innsbruck/Wien 1996, 229–243.
Schultze, Caroline: *Les femmes-médecin au XIXe siècle*. Diss., Paris 1888.
Schwöbel-Schrafl, Eliane: *Was verdankt die medizinische Fakultät Zürich ihren ausländischen Dozenten? 1833–1863*. Zürich 1985.
Scott, Joan Wallach, ed.: *Feminism and History*. Oxford/New York 1996.
Shryock, Richard H.: *Women in American Medicine*. In: R. H. Shryock: „Medicine in America. Historical essays". Baltimore 1966. 177–199.
Siebel, Johanna: *Das Leben von Frau Dr. Marie Heim-Vögtlin, der ersten Schweizer Ärztin*. Zürich 1919.
Sigerist, Henry E.: *Amerika und die Medizin*. Leipzig 1933.
Stanton, Elizabeth Cady/ Anthony, Susan et al.,eds.: *The History of Woman Suffrage*. 6 Bde, New York 1881–1922.
Stites, Richard: *The Women's Liberation Movement in Russia. Feminism, Nihilism, and Bolshevism*. Princeton 1978.
Stone Blackwell, Alice: *Lucy Stone. Pioneer of Woman's Rights*. New York 1930/1971.

Strinz, Martha: *Die Geschichte der Frauenbewegung in Amerika.* In: Lange, Helene/Bäumer, Gertrud, eds.: „Handbuch der Frauenbewegung. 1. Teil: Die Geschichte der Frauenbewegung in den Kulturländern". Berlin 1901. Bd. 1, 456–482.

Studer, Brigitte: *Das Frauenstimm- und Wahlrecht in der Schweiz 1848–1971. Ein „Fall" für die Geschlechtergeschichte.* In: Sabine Braunschweig, ed. „Als habe es die Frauen nicht gegeben". Zürich 2014. 179–195.

Suslowa, Nadeschda: *Beiträge zur Physiologie der Lymphherzen.* Diss., Zürich 1867.

SVA Schweizerischer Verband der Akademikerinnen, ed.: *Das Frauenstudium an den Schweizer Hochschulen.* Zürich 1928.

Taylor Mill, Harriet: *Enfranchisment of Woman.* London 1851.

Thompson, William: *Appeal of one Half of the Human Race, Women, Against the Pretensions of the Other Half, Men, to Retain them in Political, and Thence in Civil and Domestic Slavery.* UK 1825.

Tiburtius, Franziska: *Die Extensorenlähmung bei chronischer Bleivergiftung: Über Epilepsia saturnina und ihr Verhältnis zu Erkrankungen der Niere.* Diss., Zürich 1876.

Tiburtius, Franziska: *Erinnerungen einer Achtzigjährigen.* Berlin 1923.

Todd, Margaret: *The Life of Sophia Jex-Blake.* London 1918.

Trouille, Mary Seidman: *Sexual Politics in the Enlightenment. Women Writers Read Rousseau.* Albany 1997.

Tuchman, Arleen Marcia: *Maternity and the Female Body in the Writings of Dr. Marie Zakrzewska, 1829–1902.* In: More, Ellen S./Fee, Elizabeth/Parry, Manon: *Women Physicians and the Cultures of Medicine.* Baltimore 2009. 52–68.

Tuve, Jeanette E.: *The First Russian Women Physicians.* Newtonville, MA 1984.

Twellmann-Schepp, Margrit: *Die deutsche Frauenbewegung. Ihre Anfänge und erste Entwicklung 1843–1889.* Meisenheim 1972.

Vietor, Agnes C. ed.: *A Woman's Quest: The Life of Mary E. Zakrzewska, MD.* New York/London 1924/1972.

Voegeli, Yvonne: *Zwischen Rathaus und Hausrat. Auseinandersetzungen um die politische Gleichberechtigung der Frauen in der Schweiz 1945–1971.* Zürich 1997.

Vögtlin, Marie: *Über den Zustand der Genitalien im Wochenbett.* Diss., Leipzig 1874.
Von Roten, Iris: *Frauen im Laufgitter. Offene Worte zur Stellung der Frau.* Bern 1958.
Waite, Frederick C.: *Two Early Letters by Elizabeth Blackwell.* Bull. Hist. Med. 21, 110–112, 1947.
Waldeck-Semadeni, Elisabeth K.: *Paul Julius Möbius 1853–1907. Leben und Werk.* Diss. Bern 1980.
Walsh, Mary Roth: *„Doctors Wanted: No Women Need Apply".* New Haven/London 1977.
Walters, Margaret: *Feminism. A very Short Introduction.* Oxford 2012.
Weber, Mathilde: *Ein Besuch in Zürich bei den weiblichen Studierenden der Medizin: Ein Beitrag zur Klärung der Frage des Frauenstudiums.* Stuttgart 1888.
Wick, Hanspeter: *Friedrich Huldreich Erismann (1842–1915). Russischer Hygieniker – Zürcher Stadtrat.* Diss., Zürich 1970.
Woolf, Virginia: *A Room of One's Own.* London 1929.
Wollstonecraft, Mary: *A Vindication of the Rights of Woman.* London 1792.
Zakrzewska, Marie: *Practical illustration of „Woman's Right to Labor".* Boston 1860.

Namensregister

A
Alexander II. 23, 82, 84
Alexander III. 23, 25, 82, 84
Anderson, J. G. S. 112, 114
Anthony, Susan B. 69, 70, 101
Atkins, Louise 130

B
Bachofen, Johann Jakob 54
Beauvoir, Simone de 53 f.
Bentham, Jeremy 32, 58, 61, 72
Bischoff, Theodor von 37 f., 64
Blackwell, Elizabeth 18 f.,
  33, 35 f., 91–106, 108 f., 111,
  113, 116 f., 119–122, 127,
  140–142, 144 f., 148, 154
Blackwell, Emily 19, 33, 91,
  97, 101–109, 116, 120–122,
  127, 140, 144 f., 148, 154
Blackwell, Henry 101
Blackwell, Samuel 93
Blackwell, Samuel jr. 101
Bodichon-Leigh Smith,
  Barbara 73
Boehmert, Victor 38
Brès, Madeleine 32
Brown, Antoinette 101 f.
Bukowa, Maria 130
Butler, Josephine 119

C
Carlyle, Thomas 93

Clarke, Edward 19,
  33, 37, 64, 121
Cobbe, Frances Power
  72, 119, 147
Condorcet, Nicolas de 76
Cousin, Victor 93

D
Davies, Emily 73 f., 100,
  111, 113, 118 f., 147
Desraimes, Maria 77, 80
Dickson, S. H. 95
Dimock, Susan 28, 91,
  109 f., 116, 121, 130, 132,
  135–144, 148, 154
Douglass, Frederick 68, 110
Duruy, Victor 31

E
Eliot, George 147
Emerson, Ralph Waldo
  93, 110, 118
Erismann, Friedrich
  125, 131–134, 141
Eugénie (Kaiserin) 31

F
Fawcett-Garrett, Millicent
  74 f., 113, 147
Fawcett, Henry 73 f., 147
Forster, Margaret 100 f., 146
Fourier, Charles 93

Fuller, Margaret 59 f., 68

G
Garrett Anderson, Elizabeth
31, 33–36, 74, 90 f., 97,
111–115, 117–121, 136, 140,
142–145, 147 f., 154
Garrett Anderson, Louisa 114
Garrett, Mary 21
Garrison, William L. 68, 110
Golubew, Alexander 125 f.
Gontscharowa, Ekaterina 24, 32
Gouges, Olympe de 54, 76
Gregory, Samuel 106, 108
Grimké, Angelina 67, 110
Grimké, Sarah 67, 110
Gurney, Russell 73, 119, 147

H
Heim, Albert 133, 135
Heinzen, Karl 107, 109
Henius, L. 40
Hildegard von Bingen 13
Hirschfeld, Henriette
44, 127–129, 141
Hunt, Harriot 17, 110
Huxley, Thomas 117, 147

J
Jacobi, Abraham 121
Jakowlewa, Pulcheria 130
Jex-Blake, Sophia 13, 33–36,
91, 97, 109, 113, 115–118, 121,
136, 140, 142 f., 145, 147, 154

K
Katharina die Grosse 82

Kirchhoff, Arthur 41 f.
Kleinmann, Anna 130

L
Lange, Helene 129
Lehmus, Emilie 44, 127–130, 141
Leporin, Dorothea 13 f.
Lette, Wilhelm Adolf 80, 129

M
Mill, James 61, 72
Mill, John Stuart 32, 61–64,
72–74, 80, 131, 147
Mitchell, J. K. 95
Möbius, Paul Julius 38–40
Morantz-Sanchez,
Regina M. 101
Morgan, Frances 130
Mott, Lucretia 67–69

N
Napoleon 76, 86, 153
Napoleon III. 77, 86
Nightingale, Florence
32, 64, 72, 100, 147
Nikolaus II. 23, 82, 85
Norton, Caroline
(-Callander) 32, 60 f., 72
Norton, George C. 60

O
Otto-Peters, Louise 80

P
Pagel, Julius 40
Pankhurst, Emmeline 75
Pechey, Edith 34 f.

Peter der Grosse 82
Phillips, Wendell 110
Prugeansky, Marie 130
Purcell, John Baptist 93
Putnam, George P. 119
Putnam Jacobi, Mary 31, 90 f.,
 97, 109, 119–123, 136, 138,
 140, 142–144, 147 f., 154

R
Reid, Marion 32, 58 f., 72
Ross, Ishbel 100
Rousseau, Jean-
 Jacques 14, 56, 71
Russell, Katharine 147

S
Saint-Simon, Henri de 59, 77, 79
Sand, George 77, 79, 83
Scheel, Hans von 30 f.
Schmidt, Joseph
 Hermann 105 f., 109
Severance, Caroline 109
Sewall, Lucy 107, 116, 136
Shelley, Mary 56
Sprague, Julia 107 f., 110
Stanton, Elizabeth
 Cady 68–70, 101
Stone, Lucy 68 f., 101 f., 110
Suslowa, Apollinaria
 (Polina) 126
Suslowa, Nadeschda 24, 26 f.,
 29, 31, 47, 84, 91, 123–127,
 130 f., 136, 140 f., 143 f., 154

T
Taylor, Helen 63
Taylor Mill, Harriet 63
Thompson, William 57, 59, 72
Tiburtius, Franziska 28, 44, 91,
 126–130, 140 f., 143 f., 148, 154
Tiburtius, Karl 127, 129, 141
Todd, Margaret 118
Truth, Sojourner 70

V
Victoria (Königin) 14, 61
Vögtlin, Marie 28 f., 91, 128,
 130–136, 140 f., 143 f., 148,
 154

W
Walker, Eliza 130
Walsh, Mary Roth 108
Warren-Otis, Mercy 66
Warrington 95
Weber, Mathilde 40 f.
Winckel, Franz von
 128, 133, 143
Wollstonecraft, Mary
 32, 56 f., 71, 77
Woolf, Virginia 64
Wurtz, Charles-Adolphe 31

Z
Zakrzewska, Anna 105
Zakrzewska, Marie 19, 33,
 90 f., 97, 105–110, 114, 116,
 120 f., 136–145, 147, 154